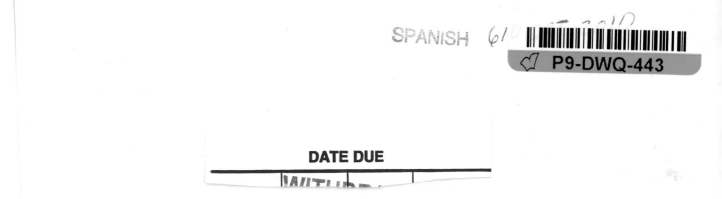

SPANISH

P9-DWQ-443

DATE DUE

CARSON CITY LIBRARY
900 North Roop Street
Carson City, NV 89701
775-887-2244

NOV 0 2 2010

Aloe Vera: La Planta del Futuro

Sábila

José Luis Ortiz

authorHOUSE®

AuthorHouse™
1663 Liberty Drive, Suite 200
Bloomington, IN 47403
www.authorhouse.com
Phone: 1-800-839-8640

©2010 José Luis Ortiz. All rights reserved.

*No part of this book may be reproduced, stored in
a retrieval system, or transmitted by any means
without the written permission of the author.*

First published by AuthorHouse   2/5/2010
ISBN: 978-1-4389-3532-4 (sc)

Printed in the United States of America
Bloomington, Indiana

This book is printed on acid-free paper.

AGRADECIMIENTO

La materialización de esta obra no ha sido sólo labor nuestra, sino la tenaz y sincera colaboración de todos nuestros relacionados, familiares y amigos. Sin ellos hubiera sido imposible haber realizado este trabajo. A todos los participantes que han contribuído a que se haya hecho una realidad, les ofrecemos nuestro más sincero agradecimiento.

PRÓLOGO

El asunto de las plantas curativas es un tema que le interesa a todo el mundo, y en todas partes del planeta. Desde el más pequeño, hasta el anciano y desde el lego hasta el chamán (curandero). También le interesa a muchos eminentes investigadores. Fue, conjuntamente con sustancias animales, la primera forma empírica que la gente empleaba para tratar las enfermedades.

Escribir actualmente una obra sobre determinada planta curativa sin mencionar otros temas relacionados con la salud, es aparentemente un trabajo incompleto y difícil de entender. La gente no sólo deben conocer la existencia de las plantas curativas, sino la mayor parte de las enfermedades que con ellas pueden ser tratadas. De ese modo, nuestros lectores podrán apreciar con más detalles algunos conceptos terapéuticos más allá de sus fronteras.

El problema de los enfermos no es sólo curarse de la enfermedad que padecen, sino buscar la raíz de su causa y destruirla para siempre. Esa es la forma más juiciosa de su erradicación. Normalmente las enfermedades están asociadas o son producidas por causas que la gente ignora. No obstante, un poco de sentido común y una profunda observación, les dará ese entendimiento.

Cuando nuestro Creador nos colocó en el Paraíso Terrenal jamás nos dejó solos, sino que puso a nuestra disposición un sinnúmero de hierbas, plantas medicinales y condimentarias que nos servirían para curarnos. También nos dejó los frutos, hortalizas, raíces y semillas que nos proporcionarían el alimento cotidiano (Génesis 1:29-30). El secreto consiste en usarlos sabiamente y en obtener de éstos el mejor provecho. Ya Hipócrates, padre griego de la medicina, lo dijo: — «*Que tu alimento sea tu medicina, y tu medicina sea tu alimento*» —.

Nuestro trabajo es un poco educativo, ameno y de fácil lenguaje, de modo que todos los lectores puedan comprenderlo cabalmente. Al final del mismo, estamos proporcionando un glosario de los términos médicos usados, con su explicación bien detallada.

Hemos reunido la mayor cantidad de información disponible sobre el uso de esta planta. Si se nos han quedado algunos datos de interés, serán cubiertos en una próxima edición.

ADVERTENCIA

Las personas con enfermedades crónicas, o en un estado de salud muy delicado, y que estén tomando medicinas recetadas, deben consultar con su médico antes de auto-recetarse cualquier medicamento de origen casero.

La mayoría de las sugerencias que sobre algunas curaciones se dan en esta obra, han sido del dominio público desde hace varias generaciones, y están basadas en testimonios fehacientes de los mismos usuarios. Otras han sido motivo de exhaustivos estudios por parte de algunos investigadores. No obstante, en ningún momento se pretende sustituir los valiosos consejos de un facultativo.

TABLA DE CONTENIDO

CAPÍTULO I

ALGUNOS CONCEPTOS BÁSICOS DEL ALOE VERA

Hace ya más de 40 años, algunas personas que en Santo Domingo* y otras islas del Mar Caribe se dedicaban a elaborar remedios caseros con *Aloe vera*, lograron curar con éxito catarros bronquiales, infecciones gripales y males de la garganta.

El procedimiento era el siguiente: cogían una hoja de *Aloe vera*, la pelaban y lavaban bien, y echaban el cristal (gel) en miel de abejas, en un frasco de cristal. Dejaban reposar la mezcla un par de días al sol, hasta lograr que se tornase homogénea y luego daban a tomar al enfermo. Probablemente ésta, o una práctica similar, ha sido utilizada por los nativos de los diferentes lugares de América, desde la llegada de los españoles en 1492, cuando introdujeron en el Caribe esta planta, que ellos habían conocido a través de los moros musulmanes de África, quienes habían invadido su país por ocho siglos (del siglo VIII hasta el XV).

Nosotros siempre respetábamos el *Aloe vera* en su estado natural porque cuando uno corta sus hojas o ha estado en contacto con ellas, el líquido verde amarillento que emana de éstas es de un olor bastante penetrante y desagradable, muy parecido al fuerte olor que emanamos de las axilas cuando transpiramos.

Pudimos observar a los galleros**, y algunos labriegos. Cuando sus aves de corral —gallos, gallinas, pollos y otras—, se enfermaban de un mal catarral que llaman *moquillo*, y que las aquejaba por temporadas, éstos pelaban la hoja de *Aloe vera*, y echaban el cristal (gel) en el agua potable que éstas tomaban. Este medicamento casero también resulta ser muy efectivo.+

---

* Nombre de la Capital de República Dominicana, país que conjuntamente con Haití constituye la Isla de Santo Domingo, la segunda más grande de las Antillas Mayores, descubierta por Cristóbal Colón el 5 de diciembre de 1492. En el pasado se le llamó La Hispaniola (La Española), en honor a la patria de los Reyes Católicos, pero su nombre indígena taíno, es Quisqueya. (N. del A.)

** Individuo que se dedica a la cría y entrenamiento de gallos de pelea típico en la mayoría de los países de América Latina. (N. del A.)

+ Debería también ensayarse en la gripe aviar, una grave enfermedad mortal avícola, que está diezmando las aves de corral en muchas partes del planeta. (N. del A.)

Durante muchos años, esas prácticas dominicanas no nos ofrecieron interés alguno; pensábamos que no había lógica en el asunto. A vuelo de pájaro, existe una situación ambivalente con el *Aloe vera*: por su morfología la planta no parece poseer las condiciones depurativas ni anticatarrales que se le atribuyen. No obstante, sobre ella se puede aplicar el dicho que reza: «*El movimiento se demuestra andando*».

Por su apariencia, la gente cree más fácilmente en los poderes curativos del romero, anís, regaliz*, yerbabuena, tomillo, eucalipto, toronjil u otras plantas aromáticas, que por poseer ingredientes balsámicos, expectorantes y desinfectantes, gozan de reputada fama. El *Aloe vera*, es diferente, y no posee el agradable aroma que las anteriores.

Los usuarios que realicen experimentos con ella se convencerán de que esta planta es uno de los maravillosos tesoros que nos ha regalado la vida. No se pueden juzgar las cosas solamente por su apariencia externa. Si utilizamos con regularidad el *Aloe vera*, nos convenceremos de sus portentosos resultados.

Por más trabajos que se hayan escrito sobre las poderosas cualidades de esta planta, aún sigue siendo un enigma cuyos secretos no se han podido desentrañar en su totalidad. Lo que se sabe con efectividad es que tomar el jugo o savia de sus carnosas hojas, lenta y eventualmente, barre con el catarro, viejos residuos alimenticios, humores y flemas o impurezas que se formen en nuestro organismo.

Las personas con colesterol, presión alta de la sangre, y otras enfermedades del corazón, se benefician de ella al tomar su jugo; pues por su alto contenido en potasio purifica y fortalece este importante órgano. Exteriormente, el cristal (gel) puro de sus hojas, aplicado en la piel, mejora las quemaduras, cortaduras y algunos rasguños, fortaleciendo y reconstruyendo los tejidos destruídos. Este gel, se ha usado hasta en el tratamiento de la elefantiasis, psoriasis** y en el cáncer de la piel.

Los actuales medicamentos que uno ocasionalmente ve en los tramos de las tiendas y farmacias, y que son elaborados con este gel, acaparan la atención. Éstos llevan estampados en su envase, en letras grandes o con un visible sello de distinción, su contenido de *Aloe vera*.

La revolución de la medicina verde ha comenzado y tiene muchos admiradores por todas partes. Al rítmo que van las cosas, existe el presagio de que durante los años venideros este cristal (gel), se va a emplear en un mayor número de fórmulas curativas.

---

* También le dicen orozús *(Glycyrrhiza glabra)*, es una raíz dulce, producida por una planta herbácea familia de las *Leguminosas*. Su esencia se usa en medicina convencional para disfrazar el sabor de medicamentos anticatarrales. (N. del A.)

** La psoriasis particularmente, es una enfermedad de la piel, relacionada con intolerancias alimenticias o con alergias. (N. del A.)

En mis años de investigación sobre los efectos curativos del mundo de las plantas tropicales o subtropicales, honestamente hablando, el *Aloe vera* ha sido la que más propiedades curativas le conozco, y es una de las más promisorias que existen.

La humanidad ya está confrontando un problema grave. Existen un sinnúmero de enfermedades, como las pulmonares, tanto alérgicas como infecciosas, el cáncer y muchísimas más, que al ser tratadas con algunos medicamentos convencionales, podrían crear efectos secundarios. Las medicinas son muy fuertes, y a veces no trabajan en el orden deseado; tampoco existe un equilibrio apropiado en su manejo. Algunas enfermedades infecciosas o bacterianas, se están haciendo muy resistentes al uso de antibióticos.

Las vacunaciones masivas y el uso de antibióticos han exterminado muchas enfermedades virales, infecciosas y parasitarias, por las cuales nuestro sistema inmunológico debe de luchar en su defensa. Se cree que ésta es un arma de doble filo porque ese mismo sistema inmunológico, al no poder actuar en defensa de las infecciones y parásitos, como se supone, debido a las vacunaciones, se dirige en otra dirección, y ha contribuído al aumento de los casos de asma bronquial, candidiasis, obesidad, enfermedades cardíacas, diabetes, artritis reumatoidea, rinitis alérgica (fiebre del heno), eccemas, enfermedades renales y otros males.*

Es por ello, que el uso de la medicina natural o holística, la ayurveda, la acupuntura, la herbolaria, el yoga, la acupresión, ejercicios psicofísicos, la macrobiótica, la homeopatía, la dieta del tipo individual de sangre y otras, van a pasos de gigante. Todos son métodos más ecológicos y se adaptan mejor a la evolución natural de organismo humano. No crean efectos secundarios, fortalecen nuestro sistema inmunológico, celular, linfático y glandular. También, aumentan la longevidad y resistencia a las tantas enfermedades, que en el presente nos acosan.

AMPLIOS USOS DEL ALOE VERA

La Administración de Alimentos y Medicamentos de los Estados Unidos de América (FDA) —sigla inglesa de la Food & Drugs Administration, de los Estados Unidos de América—, nunca ha dicho oficialmente que el *Aloe vera* es una potente planta curativa, que encierra una serie de elementos biológicos en su composición, a las cuales se deben sus virtudes terapéuticas.

Sin embargo, su empleo en supositorios y quemaduras, demuestra su reconocimiento clínico. Otros productos que se elaboran con este ingrediente son cremas analgésicas contra las alergias, dolores articulares y también cremas para los labios resecos. El *Aloe vera* es motivo de constantes estudios y ensayos por parte de muchos científicos en el área de la salud.

---

* (a) Redesky, Peter, «*Of Parasites & Pollens*», Discover Magazine, Págs. 57-62, sept. 1993, y (b) Cookson, William & Moffat, Miriam, «*Asthma: An Epidemic in The Absence of Infection?*», Science Magazine, Vol. 275, Págs. 41-43, enero, 1997.

Hasta el presente, innumerables personas la emplean diariamente, y se desconoce que haga daño alguno; desde luego, siempre y cuando se use correctamente. En Norteamérica, se fabrican mensualmente alrededor de 100.000 galones de jugo de, *Aloe vera* los cuales el pueblo estadounidense consume religiosamente, de diversas formas y en diferentes sabores.

Tanto las hojas, como el cristal (gel), o el jugo fresco de *Aloe vera*, se venden en casi todos los supermercados, bodegas* y tiendas de alimentos para la salud (health food stores). Hemos visto el jugo envasado para la venta hasta en los anaqueles de las farmacias y tiendas de descuentos. Muchos laboratorios también lo elaboran en forma de píldoras o cápsulas.

El furor con que la gente de hoy la busca y consume, aquí en Estados Unidos de Norte América, y otras partes del planeta, ha motivado nuestro deseo de hacer llegar hasta ustedes datos fidedignos y concretos sobre las propiedades curativas de esta maravillosa planta milenaria, que los antiguos egipcios tenían por sagrada, y la cual pintaban o grababan hasta en las paredes de los templos.

Con el *Aloe vera* sucede lo mismo que con cualquier otro medicamento de origen natural. A veces los resultados no suceden inmediatamente y se requiere un poco de paciencia para comprobar su efectividad.

Ahora bien, cuando existe algún problema de salud, las personas constantes y persistentes, que la toman mañana y noche, y sin dejar pasar un día sin ella, es casi seguro, que a los diez o quince días de uso contínuo, comiencen a experimentar sus efectos curativos.

IMPORTANCIA DEL ALOE VERA COMO PLANTA CURATIVA

La gente de muchas regiones del planeta, siempre andan buscando métodos curativos alternos para el alivio de algunas enfermedades o para mantenerse en plena salud. De aquí fue que nació la medicina empírica o casera.

El caso no es raro, porque de las plantas o sustancias animales básicamente, es de donde han salido la mayor cantidad de medicamentos que hoy vemos en los tramos de las farmacias o en los dispensarios médicos. A la curación por medio de sustancias vegetales, o plantas, se le llama comúnmente fitoterapia.

De la menta (*Mentha piperita*), por ejemplo, se extrae el *mentol*, un ingrediente balsámico que se emplea contra los dolores corporales y resfriados; del té chino, o del té de los ingleses (*Thea sinensis*), se extrae un alcaloide que entra en la confección de la *teofilina*, una droga antiasmática de gran uso. Del clavo de especia, o clavo dulce (*Zyzygium aromaticum*), se extrae un compuesto anestésico, conocido por

---

* Tienda de comestible más pequeña que los supermercados. Este concepto es muy usado por cubanos, puertorriqueños, dominicanos, nicaragüenses, y personas de otras nacionalidades que residen en Estados Unidos. (N. del A.)

eugenol, que se usa en trabajos de odontología, del tomillo (*Thymus vulgaris*), se extrae el *timol*, un compuesto de propiedades antimicóticas, antibacterianas usado en gárgaras y así sucesivamente.

De las actuales plantas medicinales conocidas por la humanidad, existen muy pocas que posean las extraordinarias virtudes curativas, como es el *Aloe vera*. Es una desértica planta de hojas carnosas de muchas reservas, que la Madre Naturaleza nos la dio para compensar la ausencia de agua en las zonas áridas.

Es una planta bastante medicinal y necesaria, que todos debiéramos aunarnos para tenerla sembrada en nuestros hogares, patios o jardines. Algunos autores la han llamado «*La Planta de los Primeros Auxilios*», debido a sus propiedades cicatrizantes y curativas de las quemaduras, rasguños y heridas. Algunos nativos de las diferentes islas caribeñas, saben por tradición sus buenos resultados y cuando se dan alguna herida o se queman, se echan en la parte afectada la savia pura de sus hojas frescas, o se colocan el cristal (gel), en forma de emplastos, machacado o diluído.

Los innumerables productos que con ella se confeccionan son muy apreciados y la gente de las grandes ciudades, paulatinamente está reconociendo su importancia. Con el gel se fabrican, desde jugos, hasta pastas dentífricas, jabones y lociones para la piel, o champú y enjuagues para el pelo. Como ven, se elaboran una cuantiosa gama de productos.

La planta ha sido motivo de muchos estudios en diferentes países. Tanto rusos, chinos e hindúes, como japoneses, holandeses, ingleses y alemanes la han venido estudiando y usando en muchas enfermedades. Lo mismo sucede en Norteamérica, donde se ha usado clínicamente en múltiples experimentos y existen algunas instituciones no lucrativas*, que sólo se dedican a su profundo estudio.

POPULARIDAD DEL ALOE VERA Y DESCRIPCIÓN BOTÁNICA

El *Aloe vera* es una planta siempre verde, de hojas largas y carnosas. Normalmente crece en estado espontáneo en las lomas, a orilla de los caminos y en lugares pedregosos, donde llueve poco.

Su poder de resistencia a las sequías, es tan fuerte que puede vivir sin agua por varios años, dentro de las casas, sólo dependiendo de la humedad del ambiente. Algunos nativos de diferentes lugares la cuelgan detrás de la puerta principal de sus hogares, para atraer la buena suerte, y como medida de protección espiritual, o amuleto. Se cree que ahuyenta a los malos espíritus y deshace hechizos.

---

* Nos referimos al Aloe vera Research Institute, 2681 Cameron Park Doctor #122, localizado en Cameron Park, California 84120, EE. UU. (N. del A.)

Se cultiva en muchos patios y jardines, tanto como adorno y como medicina. Algunos aficionados de la jardinería la siembran entre los cactus y plantas suculentas, debido a su similar forma de vida.

Se propaga con mucha facilidad, porque en las axilas de cada hoja se produce una yema o hijos desarrollados, los cuales crecen al lado de la planta madre.

Por esta razón, donde hay una planta adulta, siempre es común encontrar yemas que sirven de trasplante.

El *Aloe vera* es una planta herbácea perenne familia de las *Liliáceas*, al igual que el ajo, el espárrago comestible, o la dracena y puede alcanzar hasta dos pies de alto. Sus hojas son carnosas, con espinas suaves.

Tiene flores amarillas; a veces un poco rojizas. Posee la particularidad de sellar sus hojas tan pronto ellas reciben alguna incisión o heridas.

Su nombre científico es ***Aloe vera***. No obstante, existen otras especies de similares propiedades, como el ***Aloe bardadensis***, ***Aloe socotrina***, ***Aloe arborescens***, ***Aloe capensis***, ***Aloe vera chinensis*** y otras. En países de habla hispana le dicen Sábila. En los de habla inglesa, Aloe vera, Bitter Aloe, y True Aloe. En Haití le dicen Aloès, Laloi, Patte Laloie y Aloès des jardins.[3]

En el género ***Aloe***, se conocen alrededor de 200 o más especies distribuídas por tierras de todo el mundo tropical o subtropical. La «Enciclopedia Pictórica de Plantas Exóticas»*, presenta 120 fotos de las diferentes especies. No obstante, la mejor conocida en el mundo Occidental es la ***Aloe vera*** (L) Burm; otros aseguran que es la ***Aloe bardadensis***, Mill. Sin embargo, ambas son de amplio consumo a nivel doméstico e industrial.

Se cultiva abundatemente en Arizona, el Valle de Texas, Java, Malasia, Filipinas, China, la India, África, Pakistán, Península de la Florida, California, Jamaica, Cuba, Puerto Rico, México, Curazao, Aruba, Barbados, Dominica, Colombia, Venezuela, Panamá, Haití, República Dominicana y otros lugares de clima tropical o subtropical.

---

* «Exotica 3: Pictorical Cyclopedia of Exotic Plants», Págs. 1044-1060, Publicada por, Roehrs Company, Rutherford, New Jersey, EE.UU., 1963.

CAPÍTULO II

HISTORIA

El *Aloe vera es* nativo de la zonas tropicales de Asia y África y se conoce desde hace más de 5,000 años. También crece en muchas regiones del Mar Mediterráneo desde tiempos muy remotos. La especie *Aloe socotrina* ha sido muy popular en países árabes y se cree, procedía de la Isla Socotora, localizada al Sur de Arabia.

Sus acentuadas propiedades medicinales y cosmetológicas se han venido divulgando desde los tiempos de los faraones egipcios, hace alrededor de 3,000 años antes de Jesucristo. Se le atribuye a Cleopatra, Nefertiti y hasta la Reina de Saba, el haberla empleado, entre las composiciones que formaban parte de sus codiciados secretos de belleza.

Los médicos árabes, tanto en sus respectivos países, como en Europa, la utilizaban con fines medicinales. En Francia, durante el siglo XVII, fue empleada en la preparación de un medicamento llamado *"Elíxir de Larga Vida"*, ya que siempre se le ha atribuído esta propiedad de prolongar los años. Similar uso también le fue dado en Roma, donde la tenían por maravilla y querían emplearla en todas sus composiciones.[27]

Fue traída al Continente Americano por navegantes europeos después del Descubrimiento, en el año 1492. Éstos la conocían por el nombre de *Zabaira*, según narra el cronista español, Gonzalo Fernández de Oviedo.[28] Como la planta también existía en el África Occidental, con el tráfico de esclavos, en los albores del siglo XVI, se incrementó su uso.

El nombre *Sábila* que usamos los hispanohablantes, proviene de la voz árabe *"Sabbara"* o *"Sabaira"*, que quiere decir amargo. El nombre genérico *"Aloe"*, empleado a nivel mundial, proviene del latín *"Alŏe"*, el cual también quiere decir amargo, por el sabor acibarado de la savia de sus hojas.

De la corteza verde de sus hojas, al igual que de otras especies del mismo género, se extrae una sustancia amarga, resinosa, de color oscuro, llamada acíbar o aloína,

7

empleada en la farmacopea para curar el estreñimiento crónico, regularizar las reglas retrasadas y como purgante.[43]

En la India se usa mucho esta planta, y la conocen por *Kumari* o *Ghirita* y crece espontánea en la parte Sur. Al cristal (gel) de sus hojas le atribuyen propiedades digestivas, antihelmínticas, laxantes, afrodisíacas, reconstituyente, emenagoga y colagoga. Los nativos de ese vasto país, se frotan la frente con el gel, para calmarse los dolores de cabeza y como refrescante del cerebro.[19]

EL ALOE VERA EN LA BIBLIA

Se cree que cuando el Creador planificó el universo, con todas sus glorias, jardines, alimentos y medicinas, unas de las plantas curativas, que le dio a la humanidad, para que la emplease en todas sus situaciones, y que le sirviera tanto de panacea, longevidad y protección, fue el *Aloe vera*, o una especie similar de este género (Números 24:6).

Se tiene por planta sagrada, desde los tiempos bíblicos, durante la época de Moisés. El *áloe*, tanto lo empleaban como purificador del ambiente y como agente de embalsamamiento. Este acontecimiento, también sucedió, 3000 años antes de Jesucristo. El *áloe*, conjuntamente con mirra, canela e incienso, era empleado en sahumerios, para purificar los templos, durante los tiempos del Rey Salomón (Proverbios 7:17 y Cantar de los Cantares 4:14).

La Biblia también narra que después de crucificado, el cadáver de Jesús le fue entregado a su discípulo José de Arimatea. Luego vino Nicodemo durante la noche y trajo cien libras mezcladas de mirra, *áloes* y otras sustancias aromáticas con las cuales prepararon un compuesto para embalsamar el cuerpo del Crucificado, que luego colocaron en el sepulcro (Juan, Cap. 19, 38-42).

De este hecho, que menciona el sagrado libro cristiano, se tiene la certeza de que era una costumbre judía utilizar *áloe* para embalsamar cadáveres. El aprendizaje lo obtuvieron de los egipcios, quienes eran unos hábiles maestros en el embalsamamiento de momias.

La Biblia Cristiana (Holly Bible), versión inglesa de King James, no habla de *Aloe vera* específicamente, sino de *"aloe"* y *"lignaloe"*, pero por lo menos la planta a que se refiere era una especie de este género que aún no ha sido identificada, de acuerdo a las fuentes que hemos consultado.

En la obra «*Seaside Plants of the World*», de Edwin A. Menninger, Pág. 74, Hearthside Press, N.Y., dice que el **Aloe arborescens**, es una planta que puede desafiar la salinidad, y con los años desarrolla un tronco leñoso que puede llegar a medir desde 10 hasta 15 piés de alto. Jack Kramer, en «*Succulents And Cactus*», Pág. 41, Sunset Editorial Staff, Menlo Park, Ca., informa que la misma planta puede crecer hasta 18 piés de alto, con su roseta y flores rojo-amarillentas.

En el Viejo Mundo, se encuentran muchas plantas de tallos y raíces leñosas, de las cuales los nativos han fabricado incienso para purificar los templos y resinas para embalsamar cadáveres. Entre los tantos, existe uno que los botánicos han clasificado por palo de áloe, o agáloco (*Aquilaria agallocha)*, nativo de Malasia (Península Malaya). Este árbol también se ha cultivado en China y la India, desde hace remotísimos tiempos.[7]

EL ALOE VERA Y EL CÁNCER

Decir que el *Aloe vera* cura el cáncer aún carece de fundamentos científicos. No obstante, los múltiples ensayos y experimentos que se han realizado con esta planta, demuestran que tiene mucho poder para proteger y mejorar el funcionamiento de nuestro sistema inmunológico.

Uno de los datos más impresionantes ha sido publicado por Steven Foster, un herbalista de Colorado, autor de: «Aloe vera - *Easy to Grow, Easy to Use*», Págs. 55-57, Revista Herbs for Health, Edición enero/febrero, 1997. En su trabajo, él comenta que investigadores del Colegio Médico Femenino de Tokio, en Japón, han encontrado que ciertas proteínas, conocidas por *lectinas*, presentes en el *Aloe vera*, pueden estimular el sistema inmunológico, aumentando la producción de células asesinas. Naturalmente, ésto sucede con los linfocitos, que matan bacterias y células dañinas en los tumores.

El mismo autor también dice que en investigaciones realizadas en Japón y en Holanda, sugieren que los elementos constitutivos en el gel de las hojas de esta planta pueden previamente mejorar el trabajo del sistema inmunológico, evitando que los químicos letales de las células asesinas dañen las células armoniosas y saludables.

Por lo tanto, de acuerdo con esas investigaciones, el empleo del *Aloe vera*, es un potente agente preventivo de tumores cancerígenos y de otras enfermedades terminales.

ALOE VERA Y GERMANIO ORGÁNICO

Hace alrededor de 100 años, un químico alemán encontró en pequeñas cantidades, en algunas plantas, depósitos de carbón y en la capa vegetal de los suelos, un importante mineral al cual designó por el nombre de «*Germanio Orgánico*»

En 1950 el doctor Kazuhito Asai, químico japonés, encontró restos de germanio en plantas fosilizadas. Éste notó que el germanio orgánico se hallaba en grandes cantidades, en las plantas del género Aloe, como la sábila (*Aloe vera*) u otras especies. También en el ajo (*Allium sativum*), berro (*Nastirtium officinale*), hongo shitake (*Lenlinula edodes*), ginseng (*Panax schin-seng*) y suelda con suelda (*Symphytum officinale*). También encontró que el germanio era abundante en las aguas o manantiales termales, que tienen bastante efectos curativos, debido a su contenido en sales minerales, y de las cuales existen muchas fuentes distribuídas por las diferentes regiones del planeta.[18]

En subsiguientes estudios y ensayos de medicina con plantas (fitobotánica), los rusos encontraron que el *germanio orgánico* posee propiedades anticancerígenas y tiene un fuerte efecto en el fortalecimiento del sistema celular e inmulológico. Otras de las propiedades que se le atribuyen al *germanio orgánico* y que han sido comprobadas en estudios clínicos, son las siguientes: mayor oxigenación de las células anaeróbicas, efectos antibióticos, disminución del dióxido de carbono en la sangre, disminución de la alta presión sanguínea, disminución de nacidos y tumores malignos, reducción de la osteoporosis, reducción de las alergias y mayor ventilidad pulmonar.

Este ingrediente, también promueve la producción de *interferón* en el organismo, por medio del cual éste puede pelear en contra de virus y bacterias. El interferón es una glucoproteína natural liberada por las células cuando son invadidas por virus. Tiene la capacidad de inhibir el crecimiento de ciertas células nocivas. Es muy importante en el tratamiento y prevención del cáncer.

Otras de las propiedades que en este mineral se han encontrado, es que destruye la *salmonela* y controla un hongo patológico conocido por *Candida albicans.* Al germanio orgánico, se le atribuyen propiedades analgésicas. De lo antes dicho se deduce, que como el *Aloe vera* y otras especies de este género, contienen dicho mineral orgánico abundantemente, dependiendo de los factores ambientales, donde se le cultive o se encuentre, existe la certeza de que el cristal (gel) o el jugo de esta planta contribuyen a curar o a mejorar las enfermedades antes mencionadas.

COMPOSICIÓN DEL ALOE VERA

La farmacología tradicional ha reconocido las propiedades laxantes o purgantes del **Aloe vera.** Nuevos descubrimientos la han vinculado a enfermedades del sistema respiratorio, linfático, inmunológico, circulatorio o digestivo. Otros, la usan extensivamente en asuntos cosmetológicos y en enfermedades de la piel.[43]

Algunos hablan de «aloína», «barbaloína», o de la sustancia amarga (acíbar) resinosa, de propiedades laxantes o purgantes, que contiene la cáscara verdosa. Otros aseguran que sus efectos curativos se deben a unos «*estimulantes biogénicos*» que se encuentran en el gel, los cuales, junto con otros elementos constitutivos de la planta, actúan sinérgicamente, beneficiando el sistema nervioso central.[45]

Las propiedades curativas o cosmetológicas del *Aloe vera*, o de otras especies similares varían de planta en planta. Entre los factores que intervienen están el medio ambiente, clima, forma de crecimiento, elementos o nutrientes que forman los suelos y métodos de procesamiento. Por los datos que hemos acumulado, tanto de Europa, Asia, como del mundo Occidental, creemos que su estudio en el Continente Americano es relativamente mucho más nuevo.

En el cristal (gel) del *Aloe vera*, y del *Aloe bardadensis* se han encontrado alrededor de unos 102 ingredientes, entre nutrientes, aminoácidos, antraquinonas, enzimas, polisacáridos, aminoácidos esenciales, y ácidos grasos. Algunos de los nutrientes más comunes son: calcio, fósforo, hierro, cobre, manganeso, magnesio, sodio, potasio y otros. Estos datos han sido suministrados por el «*International Aloe Science Council, Inc.*», en un trabajo fechado agosto, del año 2003.

El gel del *áloe* contiene , además, vitaminas A, B1, B2, B3, B5, B6, B12, vitamina C (en forma de ácido ascórbico) y E. También se han encontrado ingredientes antibióticos, oxalato de calcio, saponinas, tanino, hormonas curativas de heridas, glucosa, galactosa, enzimas digestivas, esteroides orgánicos y otros. Por las sustancias semejantes a los esteroides que contiene, a ello se debe su acción como antiinflamatoria.

Los efectos antisépticos o antimicrobianos que esta planta presenta, es el resultado de otros 6 ingredientes que contiene: lupeol, ácido salicílico, urea nitrogenada, ácido cinámico, fenol y azufre. Por eso es efectiva en la curación de heridas, llagas, úlceras, nacidos y quemaduras. Los efectos calmantes, es el resultado de: lupeol, ácido salicílico y magnesio, y cuya reputación como analgésica, es un hecho clínicamente comprobado.

¿QUÉ SON ESTIMULANTES BIOGÉNICOS?

Quién utilizó el término «*Estimulantes Biogénicos*» por primera vez, fue un científico nativo de Odesa, en Rusia, el profesor Vladimir Filatow (1875-1956), discípulo del Zar Nicolás 2do, quien empleaba los tejidos del maguey (*Agave americana*) en el trasplante de córneas. De acuerdo a reportes soviéticos, para finales de julio de 1951, se habían realizado en su clínica oftálmica, en Odesa, alrededor de 4064 trasplantes, con éxito en el 65% de los enfermos, que lograron recuperar su visión.[45]

En 1933, éste encontró que algunas plantas del género *Aloe*, poseían el mismo principio activo que la anterior, *Agave americana*, por lo que también las utilizó en enfermedades oftálmicas. El profesor Filatow decía: —«*Que en la Madre Naturaleza existían ciertos agentes activos de una naturaleza desconocida que poseían un sorprendente efecto curativo*»—. Le llamaba mucho la atención que el género *Aloe* fuera mencionado tantas veces en la Biblia, por lo que él la consideraba una planta enigmática, y pensaba que en ella existían muchos principios curativos, los cuales posteriormente fueron comprobados.

Como él viajaba continuamente haciendo exploraciones botánicas, aprendió mucho de los asiáticos, quienes le enseñaron bastantes principios de medicina natural. Éste quizo hacer su primer experimento y separó varias hojas de una planta conocida como *Aloe capensis*, y por unos diez días las conservó en un lugar oscuro y frío. Después de haber realizado satisfactoriamente varios ensayos con animales, luego prensó las hojas, extrajo su jugo y se lo inyectó a un paciente enfermo. Este notó que dicho extracto se comportaba en éste con el mismo efecto que si se hubiera tratado del tejido muerto de la hoja, insertado en una estructura celular viva. Por lo tanto, hubo en el enfermo una recuperación bastante favorable.[45]

— «Los últimos descubrimientos han demostrado que los componentes del *áloe* son biestimulantes. Están a veces totalmente relacionados con el organismo humano, del mismo modo que los componentes de las células y tejidos. Por tanto, éstos producen baja toxicidad en su contenido, y están casi libre de efectos secundarios». — Decía —.

Filatow obtenía las hojas de **Aloe capensis**, extraía su jugo, llenaba tubos de ensayos y los colocaba a hervir en el autoclave (recipiente esterilizador), por una hora, a una temperatura de 120° Celsius (248° Farenheit). En ese proceso, la poca cantidad de líquido hervido que quedaba, no contenía ningún trazo o pizca de proteínas, hormonas ni sales minerales. Cuando inyectaba este líquido en el cuerpo de algún paciente enfermo, se comportaba como si hubiera sido el extracto del jugo fresco de las hojas.[45]

Concluyó, que también el jugo de hojas preservadas de tejidos muertos, las hojas verdes frescas, que colocaba en un lugar oscuro, a bajas temperaturas, cuando se hervía su jugo en los tubos de ensayos y se colocaban en el autoclave, a 120° Celsius (248° Farenheit), no sólo retenía sus principios activos, sino que se intensificaban. Llegó a la conclusión de que este ingrediente no se trataba de proteínas, ni enzimas, ni de sales minerales, que se destruyen por el calor. Se trataba de los *«estimulantes biogénicos»*, que permanecen intactos en dicho extracto líquido, sin importar que dicha sustancia acuosa, haya sido hervida, evaporada o reliquada.[45]

En otro experimento, cuando se obtenía una pequeña porción de tejido de la hoja de *áloe*, y se preservaba en el autoclave y luego se insertaba en un cultivo de tejidos separados, en los cuales la división celular había descendido, se notaba, nuevamente, un intenso crecimiento biestimulante.

Otro médico, el alemán Max Brandt, profesor de la Universidad de Berlín, quién estaba familiarizado con los *«estimulantes biogénicos»*, comenzó a realizar ensayos con este medicamento. En su análisis de laboratorio, él encontró que en ellos se hayan los siguientes ingredientes: ácidos oxálico, succínico, málico, fénico (fenol) y tartárico. También se encuentran ácidos grasos no saturados y sustancias resinosas.[45]

En definitiva, los rusos han encontrado que los *«estimulantes biogénicos»* hallados en las hojas del **Aloe capensis** contienen, en su formación natural o mecanismo bioquímico, células y homonas vivas parecidas a las que se producen en nuestro cuerpo. Debido a que estos agentes afectan el sistema nervioso central, así como las células cerebrales de la vejez, Alzheimer*, pérdida de la memoria, cáncer, impotencia, neurastenia, epilepsia, demencia senil, esclerosis múltiple y otras, el *áloe* puede servir favorablemente para tratar estas enfermedades.[45]

---

* Enfermedad neurológica incurable que deteriora las facultades motrices e intelectuales, como la memoria, el cálculo, el lenguaje y el razonamiento. En un congreso celebrado en Argentina, en agosto del 2008, la prensa escrita informó que existen actualmente en Iberoamérica unos cinco millones de estos enfermos. (N. del A.)

EXPERIMENTOS CON LOS ESTIMULANTES BIOGÉNICOS

Varios científicos del Instituto Tashkent de Rusia, se percataron, a través de experimentos, de la extraordinaria importancia de los «estimulantes biogénicos» del *Aloe arborescens*, al igual que la de otras especies del género *Aloe* .

La razón por la cual ellos tuvieron interés en dicho estudio se debe a que cuando éstos removieron la resina de sus hojas, el trabajo estimulante de dicha planta descendió, por lo que ellos la sometieron a un cuidadoso estudio.

De los vapores de esta planta, aislaron ácidos, los cuales usaron para estimular el crecimiento de semillas germinadas de dos plantas: echaban dicho ingrediente en semillas germinadas tanto de anís (*Pimpinella anisum*), como de mango (*Mangifera indica*), en un experimento que duró cinco días.

Resultados del estudio:

Los científicos tenían varias plantas aisladas de sendas semillas en diferentes bandejas de prueba, las cuales estudiaban minuciosamente para verificar o comprobar su poder estimulador. Al realizar pruebas con el ácido obtenido de los vapores del *Aloe arborescens,* se comprobó, que hubo en ambas semillas germinadas, un intenso crecimiento bioestimulante.

En otro estudio realizado por los moscovitas, éstos encontraron que en los *estimulantes biogénicos* de las hojas del *Aloe arborescens* se hayan dos ingredientes muy importantes, como son: ácido cinámico y ácido salicílico, similares a los que contienen el *Aloe vera*, los cuales voy a definir para una mejor comprensión. Según el estudio, el *ácido salicílico* se haya en esta última planta *(Aloe vera)*, en una mayor proporción que la anterior.[45]

Ácido Cinámico: ácido cristalizado, blanco, oloroso, apenas soluble en agua, obtenido de la evaporización del amoníaco y se encuentra en la canela (*Cinnamomum zeylanicum*), benzoína de Sumatra (*Styraz benzoin*), estoraque (*Liquidambar styraciflua*) y otras resinas vegetales. Dicho ingrediente se ha empleado en el tratamiento de la tuberculosis pulmonar, tanto interior como exteriormente. Tiene propiedades antisépticas, antitusivas, expectorantes y anticatarrales.

Ácido Salicílico: ácido cristalino, soluble ligeramente en agua, contenido en las flores de la ulmaria (*Filipendula ulmaria*), y en la esencia de otra planta conocida por gaulteria o té del Canadá (*Gaultheria procumbens*). Este ingrediente contiene propiedades antisépticas, astringentes, antitérmicas y principalmente antireumáticas. Posee propiedades fungicidas, y se ha empleado también en la artritis reumática, eccemas, estomatitis, prurito, etcétera. En soluciones concentradas sirve para remover callos, verrugas y para curar enfermedades de la piel. La *Gaultheria procumbens* — le dicen wintergreen en inglés—, particularmente proporciona el *salicilato de metilo* en un 98%. Además, tiene un principio analgésico o calmante, similar al de la aspirina. Véase páginas 25 y 62.

Resultado de Ambos Ingredientes

1. Si bien es cierto que tanto el *Ácido Cinámico,* como el *Ácido Salicílico* se han encontrado en los *"estimulantes biogénicos",* que se hayan presentes en las diferentes especies del género **Aloe,** como son: **Aloe bardadensis, Aloe arborescens, Aloe capensis, Aloe vera** y otras, existe una evidente razón que acredita a esta planta como anticatarral, antitusiva, expectorante, antireumática, antiviral, antifúngica, dermatológica, antiséptica y analgésica.

2. Tanto alemanes como rusos, además de emplear inyecciones homeopáticas del mismo producto, en problemas visuales, tambien han fabricado otros medicamentos que usan con efectividad en un sinnúmero de enfermedades infecciosas de los oídos, naris y garganta.

PROPIEDADES ANTIBIÓTICAS DEL ALOE VERA

En algunas ocasiones, muchas personas que conocen esta planta y la usan empíricamente en la fabricación de medicamentos caseros, se habrán preguntado así mísmas el porqué se dice que el jugo o gel del **Aloe vera,** es capaz de neutralizar microorganismos patógenos o evitar su desarrollo. Trataremos más adelante de ofrecer una respuesta convincente. Normalmente, las áreas humanas más afectadas por bacterias son el aparato digestivo, respiratorio y sistema genitourinario.

En prácticas de laboratorio realizadas en 1956 por Lorna Lorenzetti, Rupert Salisbury y Zack Baldwin, del Colegio de Farmacia de la Universidad de Ohio, EE. UU., *se destiló el jugo o savia de sus hojas frescas de esta planta, acabadas de cortar y se probó en el **Staphylococcus aureus 209**, y los resultados inhibitorios fueron inmediatos.* La otra parte del producto fue refrigerada, y luego sometida a un proceso especial de calentamiento a 80° Farenheit (26.6° Celsius) por 15 minutos, hasta lograr un producto final, que luego se depositó en placas que contenían los microorganismos detallados en este trabajo, para más adelante, comprobar su poder bacteriostático.

Los demás microorganismos que se trataron fueron los siguientes: a) **Staphylococcus aureus,** b) **Escherichia coli,** c) **Streptococcus pyogenes,** d) **Corynebacterium xeroxis,** e) **Shigela dysenteriae,** f) **Salmonella thypi,** g) **Salmonela schotimüelleri,** y h) **Salmonella paratyphi.**

El trabajo original, fue publicado en el «*Journal of Pharmaceutical Science*», Vol. 53, Pág. 1287, en octubre de 1964, y los microorganismos fueron mencionados por su nomenclatura latina solamente. Sin embargo, voy a explicar detalladamente, y en el mismo orden, las funciones de estos microorganismos, para una mejor y mayor comprensión de nuestros lectores:

a) **Staphylococcus Aureus:** Es sinónimo de **Staphylococcus pyogenes**. Son microorganismos o bacterias anaeróbicas y abundan en la parte anterior del sistema nasofaríngeo. Pueden ocasionar infecciones. La más común en los recién nacidos, es la septicemia en los fetos. También pueden ocasionar pulmonía, endocarditis, meningitis, abcesos cerebrales y pulmonares; barros, carbunclos, cistitis, impértigo, etcétera. En algunos casos esta bacteria se ha hecho resistente al uso de *la penicilina*, que fue una droga maravillosa a partir de 1947, luego vino la *meticilina* en la década de 1960, y más adelante la *vancomicina*, que siguen la misma linea de acción.*

Un despacho periodístico enviado desde Atlanta, Georgia, y publicado por el Miami Herald el 29 de marzo de 1997 en la página 7A, dice que esta bacteria causa miles de infecciones mortales al año entre pacientes de hospitales y se ha hecho resistente al uso de antibióticos, entre ellos a la *vancomicina*, que ha estado en uso desde 1970, por lo que los científicos han seguido trabajando en nuevos fármacos para controlar esta bacteria, causante número uno de globales infecciones en los hospitales. De acuerdo al Centro de Control de Enfermedades de Atlanta, en Georgia, las muertes por infecciones de *estafilococos*, ascienden de 60 a 80 mil enfermos por año. Se cree que ésto se debe a la sobredosis de antibióticos o a la dosis inadecuadas en el tratamiento.[38]

b) ***Escherichia coli:*** Es la mayor colonia de microorganismos anaeróbicos que vive en el tubo digestivo (colon) y en la flora intestinal de los vertebrados. Fermentan los hidratos de carbono con producción de ácido y gas. También son los mayores causantes de las infecciones del sistema genitourinario, la diarrea epidémica infantil, y la meningitis en los recién nacidos. Ha sido asociado con diarreas esporádicas en niños grandes; nefritis, fallas renales, apendicitis, peritonitis, infecciones de la vesícula, sinusitis, bronquitis y pulmonía.

Durante todo el mes de agosto de 1997, la prensa estadounidense también trajo una amplia cobertura sobre la bacteria ***Escherichia coli***, relacionada con la contaminación de alimentos, principalmente de origen animal. La noticia fue tan impactante, que repercutió en todo el mundo, y aún después la prensa siguió escribiendo sobre el mismo tema. Durante ese año murieron cientos de personas por el consumo de alimentos de origen animal contaminados por dicha bacteria.

La Revista Times, fechada 3 de agosto de 1998, Págs. 56-62, bajo la firma de Dick Thompson, trajo también una amplia cobertura sobre esta bacteria donde informaba de los severos envenenamientos, ocasionadas por la contaminación de alimentos, cuya suma asciende anualmente a 20 mil casos en los Estados Unidos de América, de los cuales 250 casos podrían ser mortales. A esta bacteria le llaman ***Escherichia coli 0157:H7***. Dice, que en algunos enfermos cuyo sistema inmunológico ha estado

---

* Además del *Staphylococcus aureus*, el neumococo *Streptococcus pneumoniae*, es la mayor bacteria causante de la neumonía (pulmonía) a nivel global. Varias decenas de miles de enfermos mueren anualmente, a causa de esta enfermedad, pese a recibir la mejor terapia, y el mejor cuidado profiláctico posible. El organismo se debilita, no responde a terapias de antibióticos, se complica con otras enfermedades, y el enfermo muere. Los que más la sufren son niños, ancianos y enfermos de alto riesgo. Actualmente, existe la creencia de que vacunarse contra la gripe, o los neumococos, aminora o previene esta enfermedad. (N. del A.)

debilitado, el empleo de antibióticos ortodoxos para contrarrestar la bacteria, en caso de infecciones, ha sido inútil, especialmente en niños y ancianos.

c) *Streptococcus Pyogenes:* Es una colonia de microorganismos causantes de una variedad de infecciones piogénicas (con pus) a nivel humano. Causan la erisipela, la fiebre escarlatina, algunas inflamaciones locales, inflamación aguda de los riñones y fiebre reumática. Normalmente viven en la boca, garganta, vías respiratorias y en las ubres vacunas. Además, se le atribuyen ser causante de la septicemia en los fetos. Son además responsables de la otitis media, carbunclos, sinusitis, amigdalitis, meningitis, nefritis y artritis reumatoidea.

d) *Corynebacterium xeroxis:* Microorganismos residentes en las conjuntivas visuales tanto normales como enfermas. También viven en la piel, y no se tienen evidencias de que sean patógenos. Sin embargo, en el mismo género, existe el *Corynebacterium diphtheriae*, el cual es patógeno, y es responsable de la difteria. Esta bacteria es aeróbica y también puede afectar el corazón y el sistema nervioso. Existe una especie relacionada con ésta, conocida por *Propionibacterium acnes*, que vive en la piel humana, y está implicada en el acné.

e) *Shigila dysenteriae:* Es una familia de bacilos que invaden las células epiteliales intestinales de los seres humanos, y causan la disentería bacilar o sigelosis. Es anaeróbica y generalmente está asociada con la *Escherichia coli*, y su diferencia es que este último no fermenta la lactosa, formando gas en la glucosa. Los malos efectos de la *Shigela*, es que debilita la mucosa intestinal, destruyendo las células, ocasionando diarreas sucesivas con sangre. Es más común en los lugares de clima tropical, que en países de clima templado.

f) *Salmonellae typhi o thyposa:* Especie de salmonela que causa la fiebre tifoidea (tifus). Es la más fuerte y dañina dentro del grupo de esta bacteria, porque atravieza las paredes intestinales y entra en la sangre. El menor efecto dañino que ocasiona, es la *salmonelosis*, que sucede por la contaminación de alimentos o bebidas. Esta bacteria vive normalmente en el tracto intestinal de los humanos, de las aves y el ganado, sin causar daños, a menos que aparezca una causa adversa que la active, y la transforme en patógena. Difiere de otras salmonelas, en que no forma gases.

g) *Salmonellae schotimüelleri:* Especie de bacteria que causa la fiebre entérica (perteneciente o relativo a los intestinos) a nivel humano. Muy pocas veces se encuentra en las vacas, ovejas, cerdos o pollos.

h) *Salmonellae paratyphi:* Es el antiguo nombre, ya en desuso, de la *Salmonellae enteriditis*, y difiere un poco de las anteriores en sus características bioquímicas. Causa la fiebre entérica (enteritis) a nivel humano, pero se desconoce si es patógena para otros animales. Algunos autores creen que está relacionada con el consumo de pollos y huevos, ya que en los ovarios de las gallinas viven colonias de esta bacteria. Aunque los productos se vean aparentemente sanos, la salmonela puede ocasionalmente transmitirse al comer la carne descompuesta, mal cocida, o los huevos crudos.

Comentarios

Generalmente, la *salmonelosis* es una infección bacteriológica sintomática o asintomática, que incluye: infecciones gastrointestinales, fiebre tifoidea o paratifoidea, diarreas, vómitos y un sinnúmero de enfermedades toxémicas del área intestinal. Las carnes de aves o de otros animales que han sido mal cocidas o mal preparadas —a veces contaminadas o en mal estado de descomposición—, pueden acarrear infecciones de *salmonela*, y en algunas ocasiones muchas personas que la han comido se han intoxicado tanto individualmente, como en masas. Las autoridades de salud, dicen que como medida preventiva, deben de consumirse siempre las carnes bien cocidas.

Dependiendo de los requerimientos de cada cocinero o cocinera, cuando las carnes visiblemente sanas, son bien lavadas con jugo de limón o de naranja agria, y sazonadas con ajo, cebolla, puerro, orégano, cilantro, tomillo, jugo de piña, u otros ingredientes condimentarios, puede efectivamente, y en algunas ocasiones, neutralizar muchos de estos gérmenes, ya que éstos contienen sustancias antibióticas o antimicrobianas, que algunos usuarios desconocen. No obstante, en casos de envenenamientos o intoxicaciones, se ha comprobado que algunas personas son más susceptibles que otras a ser afectadas, y se debe a que sus cuerpos, poseen menos inmunidad o resistencia a las infecciones.

Resultados del Estudio

Los citados investigadores, luego de someter el experimento a un período de incubación de 37° Farenheit (2.7° Celsius), por 24 horas, demostraron que hubo una notable inhibición en el desarrollo de algunos microorganismos, y particularmente, en las placas inoculadas con las bacterias *a,c,d* y *h*. Con esta explicación quedan aclaradas las inherentes y extraordinarias propiedades antibióticas del cristal (gel) o el jugo de esta planta.[36]

OTRO ESTUDIO BACTERICIDA DEL ALOE VERA

En 1963, un grupo de investigadores del hospital de la Universidad de Chicago, EE. UU., compuesto por John Heggers, profesor de Cirugía del Centro de Quemaduras, Galy Pineless y Martin Robson, del Departamento de Cirugía Plástica y Reconstructiva, llevaron a cabo una investigación sobre el empleo del gel de *Aloe vera*.

Ellos pudieron encontrar que el uso del *Aloe vera* en las quemaduras, produce resultados milagrosos —. *«Es una droga que podría servir de panacea en casi todas las enfemedades, pero su uso está concentrado en el folclor popular».* —Comentan —. El siguiente estudio, publicado en el *«Journal of the American Medical Technologists»*, Vol. 41, número 5, del año 1979, es bien amplio. Aquí está resumido y con comentarios sobre las partes más interesantes: [36]

Se tomaron muestras de 10 microorganismos, incluyendo algunos de los que ya hemos mencionado en el otro trabajo, y otros que aún nos faltan por mencionar, como son: a) *Streptococcus dysgalactiae*, b) *Bacilus subtilis*, c) *Klebsiella sp.*, d) *Candida albicans,* e) *Enterobacter sp.,* y f) *Serratia marcescens*, etcétera. Con éstos se probaron dos gels comerciales de *Aloe vera*, elaborados por dos diferentes firmas. Para mayor aclaración, a continuación aparecen las definiciones detalladas de estos microorganismos:

a) <u>*Streptococcus dysgalactiae:*</u> Especie hemolítica causante de la mastitis aguda en las vacas y de posible poliartritis en los corderos. Afecta mucho a los cerdos, y es resistente al empleo de la *Vancomicina* y otros antibióticos.

b) <u>*Bacilus subtilis:*</u> Es un bacilo anaeróbico, que produce una endoespora muy resistente al calor. Vive en el pasto o heno y descompone la materia orgánica. Este bacilo, puede contaminar los alimentos, pero es menos dañino que las *salmonelas*. Algunas cepas producen los antibióticos *Bacitracín* y *Aterrimín*.

c) <u>*Klebsiella sp.:*</u> Bacterias cercanamente relacionadas con el género *Enterobacteriaceae*. Frecuentemente están asociadas con infecciones del tracto respiratorio y condiciones patológicas de otras áreas del cuerpo. Las especies más importantes son: *Klebsiella ozaenae,* la cual origina una progresiva atrofia fétida de la mucosa nasal, y causa la rinitis atrófica; *Klebsiella pneumoniae,* que trata de bacterias normales que pueden vivir en la flora de la garganta, y al transformarse en patógenas, producen infecciones crónicas pulmonares. Es la principal causa de la pulmonía y de infecciones del tracto urinario. También pueden producir la sinusitis, faringitis, meningitis, endocarditis, septicemia, peritonitis y abcesos del hígado.

d) <u>*Candida albicans*</u>: Durante los últimos 25 años se ha escrito mucho sobre este hongo, que es causante de muchas enfermedades tanto alérgicas como bacterianas. Existe un libro titulado «*The Yeast Connection*» que ha sido un *"bestseller"*, desde su aparición en 1983, donde el doctor William G. Crook escribe ampliamente sobre este tema. El hongo se encarga de digerir la glucosa, maltosa, sacarosa, lactosa y galactosa.

Este benigno hongo vive en la piel, la boca, la vagina, y en la flora intestinal de las personas normales o sanas, y está asociado con la levaduras, que los multiplica. Se destruye por el uso prolongado y abusivo de <u>*antibióticos*</u> de amplio espectro. Cuando se torna patogénico se le atribuye provocar la vaginitis y la vulvovaginitis, bronquitis, endocarditis micótica, y enfermedades micóticas de la piel, dedos de los piés o uñas. En el enfermo por infecciones fúngicas, debido a la ausencia de este género, se produce la *candidiasis,* una enfermedad que antiguamente se llamaba *moniliasis*.

Tanto la candidiasis vulvovaginal, como la candidiasis oral, se manifiestan con irritación y picazón. Producen una descarga de un líquido amarillento cremoso y espeso, con un fuerte olor a queso o a pescado. Muchos infantes, cuya flora bacteriana, aún no ha sido establecida, pueden sufrir de los adversos efectos de un líquido grumoso, blanquecino y cremoso que se forma en la superficie de la lengua, como consecuencia de este hongo. A esta enfermedad, los estadounidenses le llamam "*trush*", y las gentes del mundo hispano la conocen por "*sapito*".[38]

e) *Enterobacter sp*.: Género de microorganismos anaeróbicos que forman una fermentación neutra. Las dos especies más importantes son: *Enterobacter cloacae* y *Enterobacter aerogenes.* Son patógenos y pueden ocasionar infecciones del tracto urinario o el respiratorio. Normalmente viven en el agua, tierra, las plantas y en el tracto digestivo de algunos animales.

f) *Serratia marcescens*: Bacterias aeróbicas y anaeróbicas que se encuentran en el agua, el suelo, la leche de vaca y otros alimentos. El género *Serratia* trata de bacterias saprófitas que viven en vegetales podridos y en animales muertos, en estado de descomposición.

Al principio se consideraba sin importancia patogénica; no obstante, se ha probado que produce infecciones en los hospitales en pacientes inmunodeprimidos. También ha ocasionado infecciones septicémicas y debilitamiento crónico en pacientes bajo tratamiento con corticosteroides y terapia de *antibióticos*. Existe en estos pacientes una particular susceptibilidad a las infecciones.

Resultado del Estudio

En definitiva, cuando se diluyeron estos dos gels en un 20%, y se aplicaron en los microorganismos que acabamos de mencionar, sus resultados como microbicidas, fueron infructuosos. Sin embargo, cuando se empleó directamente el jugo fresco de la planta sobre éstos se observó un extraordinario efecto antimicrobiano o inhibitorio.

Con los dos diferentes productos comerciales existentes, se practicó el método de la mínima concentración inhibitoria (MCI), y la mínima concentración letal (MCL). Se determinó que usando uno de los productos (gel) a la temperatura de 88° Farenheit (31.1° Celsius), éste mantenía su efectividad antimicrobiana en una concentración de un 90%, en todos los microorganismos en que fue probado. De modo que el único microorganismo que mantenía su poder inhibitorio en un porcentaje más bajo, en una concentración de un 70%, fue el *Streptococcus pyogenes* (véase página 16 para más detalles).

Los científicos determinaron que los diferentes gels comerciales, tanto esterilizados, como no esterilizados, mantenían su poder inhibitorio o bactericida en una dilución de un 80%, en los diferentes microorganismos en que fueron probados. El *Bacillus subtilis*, un microorganismo anaeróbico que forma esporas, fue el único inhibido en una dilución concentrada de un 60%. Véase página 18.

Como explicamos anteriormente, no existe duda alguna de que el *Aloe vera* posee extraordinarias propiedades antibióticas, las cuales no han sido aún desarrolladas o explotadas en su totalidad. De su constante uso, y percepción individual de sus beneficios, depende la experiencia en cada uno de nosotros.

POSIBLES EFECTOS SECUNDARIOS DEL ALOE VERA

Una de la situaciones sobre las que la literatura médica ofrece más quejas sobre los efectos adversos del *Aloe vera*, es sobre sus propiedades purgativas, y podría suceder en caso de que las personas usen mal la planta, o abusen de ella excesivamente. Nosotros recomendamos el gel de las hojas, bien lavado, ya que éste no presenta dichos inconvenientes.

El «*Manual de la Sociedad Médica Americana Sobre Plantas Venenosas y Dañinas*», dice que el látex (savia) que se encuentra debajo de la piel de sus hojas es dañino y contiene una toxina conocida por *barbaloína*, la cual es un glucósido de la *antroquinona*, y tomarlo en dosis excesivas podría ocasionar nefritis; alega que no se requiere terapia, sino tomar mucho líquido.[20]

El «*Manual de Envenenamientos: Prevención y Tratamientos*», dice que la aloína o sustancia purgante, usada erróneamente, podría crear malestar gastrointestinal, colapso y sangre en las evacuaciones. En caso de emergencias, recomienda tomar mucho líquido o leche.[8]

Algunas personas han presentado alergias o intolerancia al consumo de *Aloe vera*. Lo más probable es que reaccionan adversamente ante uno o algunos de sus componentes. No existe regla sin excepción. Lo mejor para estos enfermos es alejarse del producto.

PRECAUCIONES QUE DEBEN SEGUIRSE PARA TOMAR EL GEL O JUGO DE ALOE VERA

Ocasionalmente, algunas personas nos han preguntado, qué deben hacer para empezar a tomar el *Aloe vera*, para la curación de alguna enfermedad. Nuestro consejo es que vayan a la mejor tienda naturista, supermercado o farmacia y compren las mejores píldoras, el mejor jugo, o el mejor gel o cristal que encuentren. Inclusive, les hemos sugerido que la tomen de acuerdo a las instrucciones que ordene el fabricante.

Algunos alegan: — ¿Para qué debo yo comprar *Aloe vera*, si tengo una mata en mi casa? — . Inclusive, dicen que es más fácil cogerla del patio de la casa, que comprarla. La idea sería muy buena si desde un principio la fueran a preparar y

---

* Algunas aldeanas en casi todas las Islas, de la Cuenca del Caribe, conocen por tradición los efectos del *Aloe vera* en la amenorrea (menstruaciones suspendidas, escasas o difíciles), y la usan pura para curarse de este proceso de ciclo mensual. Otras embarazadas, de mentes irreflexivas, y desesperadas por abortar, para no asumir responsabilidades de la prole que han procreado, beben el cocimiento fuerte de sus hojas enteras, o se las comen crudas sazonadas, como si fueran encurtidos, cosas que nosotros desaconsejamos, debido a los grandes inconvenientes que esta práctica podría ocasionar tanto a su salud, a la vida del feto, como a la sociedad. Véase página 21. (N. del A.)

usar correctamente, pero casi nunca hacemos las cosas adecuadamente al comienzo, a menos que tengamos cierto conocimiento o entrenamiento previo en la materia.

Las sustancias medicinales crudas, enteras, o mal elaboradas presentan, a veces, el inconveniente, de que usted la usa para una enfermedad, y le puede crear algún efecto secundario.* Tanto la cáscara verdosa del *Aloe vera*, como el líquido o savia amarillenta que emana de sus hojas acabadas de arrancar o cortar, es purgativo o laxante. Si usted emplea mal la planta, le va a curar los catarros, por ejemplo, pero también le va a producir un efecto diario, como purgante, que no es deseado, ni aconsejable.[10]

Los grandes laboratorios que procesan el *Aloe vera*, tienen procedimientos especiales y equipos esterilizados para aislar el cristal (gel) y el jugo de la otra sustancia verdosa o amarillenta, que contiene la *aloína* (sustancia muy amarga). Es por ello que el jugo de que uno ve, envasado en frascos de cristal u otro material, en los tramos de las tiendas, es transparente; ha sido desprovisto de toda sustancia extraña o no deseada.

Uno debe de tomar el *Aloe vera*, cuando tiene alguna enfermedad y quiere curarse o prevenirla. No es bueno convertirse en un fanático consuetudinario, porque abusar mucho de ella, sin ningún sentido, podría también hacernos rebajar de peso más de lo deseado. A menos que uno intencionalmente quiera adelgazar, para controlar las siguientes enfermedades: colesterol, obesidad, diabetes, enfermedades glandulares o problemas del corazón.

CÓMO PREPARAR LAS HOJAS DE ALOE VERA PARA SER EMPLEADAS EN MEDICINA CASERA

La hojas de *Aloe vera* alcanzan mucha madurez y desarrollo, cuando la planta tiene un promedio de tres tres a cuatro años de crecimiento. A veces, el emplear hojas de plantas jóvenes y pequeñas no satisface la necesidad.

En ocasiones es mejor comprar las hojas de esta planta en las tiendas de comestibles, mercados o supermercados, donde las hay gigantes y lozanas, provenientes de tierras fértiles y orgánicas, a un bajo costo. Siempre compre hojas que se puedan observar bien frescas y enteras.

Para extraer el cristal (gel) se pela bien la hoja de toda sustancia verde amarga o cáscara, hasta que quede sólo el cristal. Ésto se logra con un cuchillo bien afilado, y si usted no puede pelarla entera, córtela en dos o tres pedazos, para que le sea más fácil. La cáscara verde que usted le quita a la hoja, se echa a la basura, porque sólo sirve de purgante. El cristal posee un olor bien fuerte y penetrante.

Después lave bien la hoja pelada, hasta tres o cuatro veces, para disminuirle parte del acíbar a sustancia amarga que permanece en la superficie de este gel. No obstante, usted como usuario, debe entender que ese sabor amargo o acibarado que le pudiera quedar después del lavado es una característica propia del gel de esta planta.

Eche el gel en una liquadora con jugo de arándanos (cranberry) u otra fruta de su predilección, y liqúe hasta que se mézclen ambos ingredientes. Tamice bien, y si usted quiere disminuirle un poco el amargo sabor que le pudiera quedar, agréguele un poco de miel de abejas.

Si usted tiene alergias a la miel o le da mucho sueño, o es usted diabético o diabética, entonces mezcle el gel de *Aloe vera*, con jugo de frutas sin endulzar. No obstante, si usted no tiene problemas con este ingrediente, úsela siempre. La miel es un antiquísimo alimento, cuyo uso se pierde en la historia de los tiempos, y no ha podido aún ser sustituída o fabricada artificialmente por el hombre.

Los negocios que se dedican a envasar el cristal (gel) o el jugo del *Aloe vera* para su venta comercial, suelen agregarle un agente conservante, conocido por *benzoato de sodio*, para que se mantenga fresco por más tiempo. Otros le agregan *ácido cítrico*.

A la mezcla que usted prepare en la casa, no es necesario que le agregue estos conservantes, pero sí es conveniente, que usted siempre la mantenga en el refrigerador, todo el tiempo que pueda, porque se conserva fresca, por lo menos, durante unos quince días. No la deje almacenada por mucho tiempo, porque por los polisacáridos (azúcares naturales) que contiene, tiende a fermentarse.

El jugo de arándanos (cranberry en inglés), mezclado con el jugo de *Aloe vera*, es de la predilección del autor. El arándano contiene *ácido hipúrico (benzoilglicina)*, un antibiótico natural que se forma en la orina de caballos, — inclusive, también en la orina humana — y su jugo, ha sido usado por científicos de la escuela de medicina de la Universidad de Harvard, para curar cálculos y otras enfermedades renales. No obstante, usted también puede emplear jugos de manzanas, uvas blancas, piña, naranjas, albaricoques, peras, o cualquier otra fruta de su conveniencia.

La miel de abejas es uno de los edulcorantes y acompañantes, con que mejor podemos mezclar el cristal (gel) de *Aloe vera*. Este natural ingrediente es anticatarral, expectorante, antibiótico, bactericida, antiescorbútica, antireumática, antihemorrágica, tónica, estimulante y digestiva. Los científicos han encontrado, que sus propiedades antisépticas se debe a varios ácidos que contiene: ácido láctico, acético, cítrico, fórmico y málico. (Véase también página 12 en el *áloe*).

La miel tiene la particularidad de disolver los pedazos enteros del cristal (gel) de esta planta en pocos días. La miel parece trabajar bien o en simbiosis con el *Aloe vera*, y ambos medicamentos suelen complementarse sinérgicamente. La miel también, trabaja exteriormente en la piel, y aplicada en las quemaduras, actúa como antiséptica y coagulante. Los antiguos egipcios curaban las heridas y contusiones, empapando lienzos con este ingrediente, y luego les colocaban vendajes a los enfermos en las partes afectadas.

CAPÍTULO III

PROPIEDADES MEDICINALES Y USOS DEL ALOE VERA

El *Aloe vera*, ha sido usado como se detalla a continuación, o posee las siguientes propiedades: afrodisíaco, analgésico, antialérgico, antialopecíaco, antiartrítico, antiasmático, antibiótico, anticatarral, anticefalárgico, antidiabético, antidiarreico, antihelmíntico, anticancerígeno, antihistamínico, antiescorbútico, antiinflamatorio, antifúngico, antituberculoso, antivenéreo, antiviral, aperitivo, astringente, bacteriostático, béquico, catártico, cicatrizante, coagulante, colagogo, colirio, detergente, digestivo, depurativo, dermatológico, descongestionante, diurético, emoliente, emenagogo, estomáquico, estomático, expectorante, febrífugo, fungicida, hemostático, hipotensor, laxante, mucolítico, mucoquinético, nutritivo, pectoral, purgante, reconstituyente, refrescante, repelente, tónico, veterinario y vulnerario. Sus flores son melíferas (véase a final de esta obra un glosario alfabético, explicando estos términos).

ARTRITIS O REUMATISMO

Es una compleja enfermedad que afecta las articulaciones o coyunturas, huesos, tejidos, ligamentos, y hasta los nervios. Afecta mucho a personas que han vivido en climas templados o húmedos. Otros la adquieren sin tener que vivir en dichos lugares. La enfermedad es a veces tan grave, que hemos visto a algunos enfermos con las manos deformadas y sin poder mover bien los dedos.* Otras veces, con unos fuertes dolores en las rodillas, pies y huesos, que hasta les impide poder caminar bien. Algunos autores la asocian con alergias y hasta con hipersensibilidades alimenticias.

---

* Existe una variante de esta enfermedad conocida por «*gota*», que a los enfermos les produce hinchazón en las extremidades. He visto a personas sufrirla, y se les hinchan los dedos gordos de los pies, impidiéndoles caminar bien. Un viejo amigo mío que cazaba puercos cimarrones en el Parque Nacional de los Everglades, en la Península de la Florida, sufría de ella y le afectaba ocasionalmente, porque comía de esta carne, hasta por tres días consecutivos. Recuerdo que él me decía:— «*Joseíto, cuando tu me veas caminar renco, fue porque hice desarreglos y comí la carne de cochino jíbaro*»—. (N. del A.)

Según la historia, en el pasado, esta enfermedad era bastante sufrida por grandes gobernantes y dignatarios, y cuya causa se le atribuía al sibaritismo, o grandes placeres de la mesa. Los antiguos romanos fueron muy extravagantes en la práctica de estos placeres, porque comían muchas exquisiteces, y sin ton ni son, llegaban hasta el hartazgo. Luego, después de haber sufrido de esas llenuras, hacían que alguien les hiciera cosquillas en el interior de la garganta, con una pluma de ave, para provocarse el vómito y luego seguir comiendo. (N. del A.)

Las dietas extrictas vegetarianas, y libres de gluten, han podido ayudar a muchas personas con artritis severa, cuando sus causas han estado ligadas a los ácidos de las carnes de animales y alergias, y según la prensa escrita, en recientes estudios realizados en Suecia, con un grupo de enfermos, ha sido comprobado. Aunque no es una opinión muy generalizada o divulgada, algunos autores son de opinión, que algunos artríticos presentan una reacción adversa o hipersensibilidad a las *lectinas* (proteínas) halladas en las plantas, familia botánica de las *Solanáceas*, y todos los productos con ellas elaborados: tomates, salsas o pastas de esta fruta; ajíes, jalapeños, chiles, pimientos y páprika(pimentón). También papas, berenjenas, tomatillos y el fumar tabaco, cigarros o cigarillos, o masticar tabaco.

Varios enfermos con quienes hemos conversado, aseguran haberse mejorado considerablemente, colocándose bien amarrados, los emplastos del cristal (gel) puro de las hojas machacadas de *Aloe vera*, en las zonas afectadas. No obstante, debido al poder depurativo, antibiótico, neutralizante de la acidez, y antiinflamatorio, es conveniente que los enfermos también se tomen diariamente, tanto el cristal (gel) emulsionado, con jugo de frutas, o el jugo de sus hojas, ya sea solo, o endulzado con miel.

Actualmente, existen en Estados Unidos de América, alrededor de unos 30 millones de personas sufriendo de *osteoartritis*, una enfermedad articular no inflamatoria, caracterizada por la pérdida del cartílago articular. En las últimas investigaciones realizadas en Europa con la artritis y la salud de las articulaciones, los investigadores están usando sulfatos de *glucosamina*, para tratar esta enfermedad. Este producto es fabricado naturalmente por nuestro organismo, e interviene en la formación y reparación del cartílago. También le están agregando sulfatos de *condroitina*, un ingrediente que proviene de fuentes animales, y actúa como antiinflamatorio. Ambos ingredientes — *glucosamina y condroitina* —, además de ser elaborados en forma de píldoras, son también usados en bebidas, por algunos fabricantes, conjuntamente con el gel o jugo de *Aloe vera*, para tratar estas enfermedades.

En el comercio existe una crema antiartrítica, para uso exterior, que la elaboran con *ácido salicílico, capsaicina,* (aceite de ajíes o chiles picantes) y *Aloe vera*. Ocasionalmente, también usan el *salicilato de metilo*. Por su contenido, se puede afirmar que es efectiva en calmar los dolores provocados por esta enfermedad.

ENFERMEDADES RESPIRATORIAS

Se pela una hoja de *Aloe vera,* bien hasta quitarle toda la sustancia verde. El cristal (gel) resultante, se lava bien muchas veces, hasta eliminarle un poco el acíbar o sustancia amarga. Se echa en miel de abejas. A los cinco días se toma por cucharadas, en la mañana o en la noche. Esta bebida es efectiva tanto para el catarro nasal, bronquial, pulmonar o digestivo.

Otra forma de preparar esta bebida, es licuar el cristal (gel) de una hoja grande en jugo de arándanos (cranberry). Tamizar bien y tomarse esa bebida mañanas y noches, produce el mismo efecto. En cualquiera de los casos, que se prepare esta bebida en la casa, es conveniente colocarla en el refrigerador, para evitar que se fermente y se dañe.

Las gárgaras del cristal (gel) o del jugo puro de *Aloe vera*, a la cual se le agrega jugo de limón, un poco de miel y una pizca de sal, sirve para el catarro de la garganta. Este medicamento, en la misma forma, sirve para la inflamación de las amígdalas, la afonía y el mal aliento. A pesar de que esta mezcla no es dañina, no se la trague.

Los enjuagues bucales comerciales, aún los de efectos bactericidas muy buenos, a veces incluyen entre sus ingredientes, el *timol* y *salicilato de metilo*, los cuales a veces, pueden provocar cuadros alérgicos similares a los producidos por la aspirina. Como testimonio personal podemos decir que este autor presenta un cuadro alérgico respiratorio (asma) desde pequeño y usando un producto comercial muy bueno, pero que contenía dichos ingredientes, tuvo un brote tan serio, que tuvo que controlarlo con *epinefrina*. Hemos comprobado que añadir trozos frescos de *Aloe vera* a los enjuagues bucales comerciales evita ese tipo de problemas, al menos, en los asmáticos. Todo se debe a los efectos antihistamínicos que contiene.*

Los enfermos de sinusitis y de catarros en la cabeza, o senos frontales y paranasales, podrían mejorarse, si al acostarse, durante varias noches, se colocan, amarrada en la frente, la hoja pelada (sin lavar) del *Aloe vera*, un poco tibia, y le agregan aceite de ricino o de almendras. Los resultados son más efectivos si el enfermo también se toma todos los días el jugo de la hoja pelada, luego bien lavada, el cual podrían mezclar con miel de abejas o jugo de arándanos (cranberry). Las personas que sienten aversión a tomar el jugo de *Aloe vera*, se pueden beneficiar del mismo modo, al tomar las pastillas o cápsulas de este ingrediente.

ALERGIAS NASALES

La rinitis alérgica es conocida en inglés como *hay fever* (fiebre del heno). Es una especie de alergia similar al asma, conjuntivitis alérgica o la dematitis por contacto. Al tener un factor genético, su curación es muy difícil de lograr, a menos que el enfermo se aleje del agente ofensivo.

Normalmente la rinitis alérgica es ocasionada por factores adversos que afectan el ambiente: polvo casero, aire viciado, humo de cigarrillos, humo de la combustión del carbón vegetal, contacto con esporas, pólenes y olores de perfumes o de sustancias químicas, o por el consumo de alimentos ofensivos. Se manifiesta con fuertes y sucesivos

---

* Algunos asmáticos, no son alérgicos a la aspirina, que contiene *ácido aceltisalicílico* (ASA), pero sí a los **salicilatos** (sustancias aromáticas que viven en algunas plantas y les sirven de mecanismo de defensa contra hongos y plagas), como son: apio (*Apium graveolens*), cilantro, (*Coriandrum sativum*), cilantro sabanero (*Eryngium foetidum*), tomillo (*Thymus vulgaris*), salvia (*Salvia officinalis*), toronjil (*Melissa officinalis*), salvia criolla (*Pluchea purpurascens*) y otras. El enfermo puede adversamente reaccionar con disnea (dificultad respiratoria), al olfatearlas o consumirlas en alimentos, o con dermatitis, al tocarlas. (N. del A.)

estornudos, lagrimeo, enrojecimiento de los ojos, escozor de la garganta y hasta comezón en los oídos. El problema particular del polvo casero es que en él vive un ácaro microscópico conocido como *Dermatophagoides pteronyssinus*, que se alimenta de restos de piel humana, de donde adquirió su genérico nombre griego (*derma*: piel y *phagos* : comer). Existe otro conocido por *D. farinae*, cuyas deyecciones es una proteinasa muy tóxica, que al ser inhalada por el enfermo inmunodeficiente le ocasiona alergias respiratorias. Generalmente, estos arácnidos viven dentro de los hogares, en áreas húmedas y oscuras. La luz solar les afecta mucho y los hace desaparecer.

(I)

No se tiene mucho conocimiento clínico sobre el empleo del *Aloe vera* en tratamientos de enfermedades alérgicas. Tampoco los autores que hemos consultado la mencionan como efectiva en dichos males. Sin embargo, conozco una señora que sufre de pitüita y estornudos (rinitis alérgica), los cuales ella calma con algún jarabe o píldora antihistamínica, cuando el caso es extremo. No obstante, ésta me ha dicho que esos fármacos a veces le provocan malestar general, hipertensión, náuseas, y ligeros dolores de cabeza.

Nos ha asegurado, que generalmente tiene un frasco con jugo de *Aloe vera* en su refrigerador, el cual endulza con miel, porque cuando no quiere tomar los mencionados fármacos, dicha bebida, aunque con más lentitud, le produce favorables resultados, disminuyéndoles los estornudos sucesivos y la pitüita.

(II)

Otra enferma nos informó, que en su aposento se encontraban libros almacenados y su cuarto tenía aire acondicionado central. No obstante, a veces, al despertar, notaba que su nariz estaba siempre congestionada. Probablemente se trataba del polvo acumulado en dicha área. Como no era un caso muy grave, nunca le hizo caso. Su problema principal eran los benditos desarreglos estomacales que constantemente padecía. —Dijo—. Una amiga suya le recomendó tomar el cristal (gel) de *Aloe vera* con miel de abejas, para las indigestiones. Para sorpresa de ella misma, el primer síntoma saludable que ella experimentó, al tomar dicha bebida fue una notable e inmediata descongestión y limpieza nasal.

(III)

—La siguiente experiencia le sucedió al autor de este trabajo. Un pariente mío de oficio repostero me invitó en una ocasión a su taller de trabajo, para que yo observara cómo se fabricaban los pasteles de harina de trigo (*Triticum sativum*) rellenos de mermelada de guayaba (*Psidium guajava*). Es un postre que gusta mucho a la comunidad hispana, residente en el área de Miami, localizada en el Sur de la Península de la Florida —.

—Accedí a la invitación, y cuando tenía alrededor de 35 minutos, instalado en el taller, observando y ayudando en la elaboración del postre, empecé abruptamente con una sinfonía sucesiva de estornudos, escozor de la garganta, y comezón en los ojos y oídos. No soportaba los efectos de ese malestar y me tuve que ir a mi casa en busca de algún medicamento que me detuviera inmediatamente esas persistentes e incontrolables alergias —.

—No tenía a mano alguna píldora antihistamínica, pero en el refrigerador conservaba un frasco conteniendo miel de abejas a la cual le había echado trozos del gel de *Aloe vera*. Esa mezcla tenía unos diez días de haber sido preparada. Tomé varias cucharadas de este medicamento empírico, y una hora más tarde, esa condición angustiosa, desapareció de mi cuerpo como por arte de magia —.

El señor P. E. Norris, en su obra «*La Miel: Elíxir de Energía*» Pág. 48, Reuss, S.A., Madrid, año 1969, dice, que por alrededor de 25 años, durante la primera semana de junio hasta julio, sufría de unos fuertes ataques de *fiebre del heno*, y se los curaba chupando una cucharadita de miel, la cual dejaba deslizarse a través de la garganta. Dice que ni él ni el autor de quien lo aprendió, el doctor D. C. Jarvis, en «*Folk Medicine*» Págs. 120-123, Fawcet Crest, N.Y., año 1958, saben el porqué de esta favorable mejoría. Como este alimento natural contiene una serie de ingredientes, probablemente la sinergia de todos sus componentes juntos, actuaban favorablemente en la curación de su rinitis alérgica.

La causa básica de mi ataque de rinitis alérgica, fue olfatear o manipular la harina de trigo, un cereal que ocasiona muchas alergias. El trigo que se consumía hace unos 800 años atrás, era de semillas originales o genuinas, tenía un 2% de gluten, y por tanto no era tan dañino. El actual trigo, es un híbrido cruzado genéticamente con el centeno (*Secale cereale*) u otras especies de trigo y tiene un 13% de gluten. Con este grano alterado, los cosecheros se benefician enormemente, porque siembran mayores cantidades. También, tanto los reposteros, como los panaderos, pueden fabricar una cuantiosa gama de productos de alto consumo, por lo que ganan más dinero, pero ocasiona más enfermedades, entre ellas: la obesidad, aumento de peso, diabetes, artritis, psoriasis, eccemas, problemas de la tiroides, enfermedad celíaca, e irritaciones de las mucosas respiratoria y gástrica.

ENFERMEDADES RESPIRATORIAS INFANTILES

El siguiente caso, es uno de los testimonios más fehacientes y dignos de contar, y nos demuestra que el *Aloe vera*, es una planta tan milagrosa, cuyos impredecibles resultados van a veces más allá de nuestra propia imaginación, y la de algunos investigadores y usuarios. Creemos que el sólo hecho de narrar el siguiente caso, vale la pena el haber escrito esta obra. Se trata de un niño nacido, criado, y residente del área de Miami, en el Sur de la Península de la Florida, conocido por el seudónimo de Miguelito.

Desarrollo del Tema

— Miguelito, es un niño que apenas cumplió los seis años de edad. Tiene una mirada penetrante, una aguda inteligencia y una excelente memoria. Su hermanita mayor que él, casi lo duplica en libras de peso, y es lactointolerante. Su madre sufre de una fuerte rinitis alérgica, y su padre de enfermedades renales y es también lactointolerante. Su abuelo paterno, murió en 1997, de un cáncer pulmonar. Su abuela paterna es una fuerte y octogenaria señora de una inquebrantable salud corporal —.

— Antes del niño nacer, su madre tuvo algunos contratiempos con su embarazo. Nos dijeron que el nene nació antes del tiempo previsto, y a la hora del parto, hubo que realizarle una cesárea. Los médicos que la atendieron, tuvieron que retener al bebé en la sala de cuidados intensivos para niños neonatales, por más tiempo de lo normal, porque encontraron que éste tenía dificultades respiratorias. Al examinarlo bien, hallaron agua o fluidos en sus pulmones, y existía en éstos una ligera infección o edema, según el diagnóstico. Yo nunca estuve presente ni envuelto en ese caso, pero así nos lo contaron —.

— A partir de ahí, a Miguelito hubo que tratarlo con dos especialistas: primeramente un pediatra, como es normal, y luego con el transcurrir del tiempo, otro en vías respiratorias y alergias. Ambos galenos trabajaban unísonamente en relación a este caso. A medida que el niño se fue desarrollando, cuando no tenía catarros, o congestión nasal, le daba asma, obstrucciones bronquiales, persistente tos, afecciones de la garganta, oídos, fiebres y otros síntomas. Era un caso bastante preocupante para los padres, por las constantes afecciones respiratorias de las cuales el muchacho padecía —.

— Constantemente, había que llevarlo al médico, para tratarlo, cada vez que presentaba alguna recaída en su árbol respiratorio. Su dieta hubo que ser cambiada muchas veces. Existía en éstos la sospecha de que los alimentos lácteos, cereales refinados, productos azucarados, etcétera, les creaban más mucosidad e intolerancia, o alergias. Era también un asunto de rigor, el usar filtros hipoalergénicos, en el aire acondicionado central del apartamento, para disminuir la esporádica cantidad de polvo que circulaba en el ambiente. Desde mi humilde óptica, yo presentía que el muchacho no se desarrollaría bien y viviría una media vida —.

— Analizando el caso, nosotros creemos que existía en la mente de los padres, familiares, personal facultativo y amigos, el acondicionamiento o aceptación de la múltiple enfermedad respiratoria del muchacho, como un hecho tangible y sin variantes. Se demuestra, por los antecedentes etiológicos, o el cuadro clínico establecido desde un principio. Aparentemente, no existía la llamada *"Fórmula Mágica"* de zafarse de ese grillete, y poner al muchacho libre de su mal respiratorio, el cual era el «*Talón de Aquiles*» de todas sus dificultades. Entre la gama de fármacos empleados en su tratamiento, se encontraban: vacunas, jarabes antihistamínicos, antitusivos, descongestionantes, antibióticos, broncodilatadores, aerosoles, analgésicos, antipiréticos y otros —.

— Coincidencialmente, en ese tiempo estaba yo realizando ensayos con el cristal (gel) de *Aloe vera* y la miel de abejas, en mi casa. Tenía instalado una especie de mini laboratorio naturista doméstico. Inadvertidamente de mis investigaciones, la madre del niño, conjuntamente con éste y su otra hermanita mayor, nos visitaron de rutina. Miguelito es pariente de mi esposa. Jamás, aún remotamente, tuve en mente que mi humilde persona pudiera contribuir a mejorar o transformar la situación enfermiza del niño, dada la magnitud del caso y por los tantos tratamientos médicos de los cuales fue objeto —.

— Aunque el medicamento que yo estaba preparando es un producto inofensivo, y no ofrece daños secundarios, usado correctamente, existía en mí cierta timidez, si cambiaba o no la regla del juego, respecto a buscarle otra solución alterna o holística, a este caso. No obstante, se me ocurrió darle a su madre un frasco de 24 onzas, conteniendo el gel de esta planta diluído en miel, para que se lo dieran a tomar al niño, por cucharadas dos veces al día, a ver lo que sucedía. Puse todas mis energías en manos de Dios, con la esperanza de que todo cambiara. Le sugerí a la madre que le aguantara otros medicamentos, mientras él se tomaba esa fórmula natural —.

— ¡La primera noticia que tuve, fue que el muchacho tenía una inquebrantable fe en ese medicamento casero, que hasta pedía que se lo dieran a tomar, temprano en la mañana y en la tarde, antes de la hora de la cena. Me contaron que como a los 8 días de haber tomado ese remedio, comenzó en una forma alarmante, a eliminar catarros y flemas, tanto por la vía oral, como nasal. Su abuela paterna, quien lo cuidaba durante el día, mientras su madre trabajaba, dio testimonio del asunto. Su madre me contó que en sus evacuaciones, también encontraban muchas flemas. Sin duda alguna, parece que su organismo se estaba depurando lentamente de tan indeseables huéspedes, tanto catarrales, como infecciosos, virales, alimenticios, cafeínicos, como medicamentosos. Simultáneamente, que sucedía esta limpieza corporal, también se estaban fortaleciendo su debilitado sistema inmunológico, hormonal, glandular y linfático! —.

— Cuando al muchacho se le terminó la bebida, él mismo le dijo a su madre que a mí, por favor, le preparada otro frasco del medicamento, similar al primero que se tomó, por lo que a la mayor brevedad, le envié otro. A partir de ahí, yo me olvidé del caso, pero su madre siempre me decía que él había mejorado mucho y por tanto, dormía su sueño completo y sin interrupción —.

— Seis meses luego, la madre nos vino a visitar, y me dijo que su hijo, gracias a Dios, ya estaba totalmente curado en un 95% de esas afecciones respiratorias, que tantas malas noches les hicieron pasar, tantas horas de trabajo les hicieron perder, y tanto dinero les hicieron gastar. Otras de las cosas que nos contó fue que anteriormente, cada vez que cambiaba la temperatura por una más fría, o el muchacho se mojaba en el agua de lluvia, se resfriaba con mucha facilidad. Nos dijo que esas frialdades desaparecieron para siempre —.

— Como el niño genéticamente también hereda un cuadro alérgico o intolerante a la leche de la vaca y al trigo, yo le sugerí a su madre que lo mantuviera alejado de ambos alimentos, que contienen: *lactosa, caseína* y *gluten*, y éste actualmente posee una envidiable salud, resistencia física, ventaja en sus estudios y aumentó de peso —.

OTITIS MEDIA

La otitis es la inflamación de la parte media o interna de los oídos. Normalmente cuando un especialista ve a un paciente con dolor e inflamación media de los oídos, lo primero que éste busca son infecciones en la garganta, cavidad nasal (sinusitis), o cualquier otra parte de los conductos respiratorios. La razón se debe a que estos conductos: ojos, oídos, nariz y garganta, están interrelacionados. Las otitis es muy común en los niños, y ocasionalmente da con mucha fiebre. Podría provenir de alergias ocasionadas por el excesivo consumo de la leche de vaca y sus derivados, al igual que por otros alimentos ofensivos o razones bacterianas de *estreptococos* y *estafilococos,* por lo que los galenos a veces tratan esta enfermedad con vacunas, antibióticos y agentes desensibilizantes. Véase en páginas 14, 15 y 16, datos relación ados con ambas bacterias.

El jugo o gel de *Aloe vera,* es antiinflamatorio, bactericida, analgésico, anticatarral, descongestionante, expectorante, purificador e inocuo, por lo que tomar su jugo podría traer alivio en las infecciones de los oídos y de otros conductos del árbol respiratorio. Colocarse media hoja pelada, y sin lavar, a la hora de acostarse, un poco tibia, con aceite de ricino o de almendras, bien amarrada en la frente, trae gran mejoría en las partes afectadas. Esta planta trabaja tanto interior como exteriormente. Véase en esta misma obra: «*Curación de un Caso de Sinusitis*», en la página 48. Algunos médicos naturistas, homeópatas y ayurvédicos, han desarrollado gotas tanto nasales, como para los oídos, en las cuales ha sido empleado el *Aloe vera* y otros componentes favorables en el tratamiento de algunas enfermedades infecciosas de dichos órganos. Usted puede adquirir estos productos en cualquier tienda naturista de su localidad.

La otitis media es hermana de la sinusitis. Algunos pediatras que han tratado una gran cantidad de niños con infecciones muy aguda de los oídos, han notado que éstos mejoran notablemente cuando se suprimen de su alimentación la leche de vaca, el queso, yogurt, requesón, mantequilla y otros derivados lácteos. De todos los alimentos que han sido probados en alrededor de 40 laboratorios de alergistas, como causantes de sensibilidades alérgicas, la leche de vaca encabeza el número uno, le siguen: trigo, huevos, maíz, fresas, apio, chocolate, guineos maduros, semillas asadas de cajuil (marañón) y maní (cacahuete), entre otras.

TOS SECA, TOS RESECA

Algunos enfermos asmáticos, alérgicos, enfisematosos, fumadores, o con fuerte bronquitis y catarros constantes, al levantarse temprano en la mañana, no pueden con facilidad expectorar el catarro acumulado en sus bronquios, bronquiolos o garganta, debido a que se les reseca mucho el tracto respiratorio.

Ésto puede suceder, por el uso de algunos medicamentos, fumadera de cigarrillos, o por el polvo que se acumula en los conductos del aire acondicionado central. Este padecimiento, también lo sufren personas que trabajan pavimentando las calles, barrenderos, trabajadores de almacenes de libros, granos de café, trigo, higuereta (ricino), cacao, o de lugares polvorientos. Cambie los filtros de los aires acondicionados, por lo menos una vez al mes y disfrutará de mejor salud.

Mantenga en su refrigerador un pote que contenga un poco de miel. Échele varios trozos del cristal (gel) de *Aloe vera*, después de haberlos lavado bien. El jugo del cristal pone la miel un poco líquida, por lo que acabe usted de mezclar bien ambos ingredientes. Al levantarse bien temprano, o al acostarse, tome una o dos cucharas de este medicamento casero, y ya usted experimentará los resultados por sí mismo. Si durante las horas del día siente el mismo malestar, también tome este remedio natural.

Todas las veces que usted no pueda expulsar el catarro de los bronquios o garganta, aún después de mucho toser, tómese una cucharada de esa mezcla y funcionará como una bendición. Esta bebida es superior a muchos fármacos y no provoca efectos secundarios o dañinos. En caso de tosferina, el tomar esta bebida le puede ayudar a superar esa enfermedad.

DOLORES DE CABEZA

De lo empírico o tradicional, es posible llegar a lo científico, cuando se realizan ensayos más profundos. Algunas personas de la India se curan los dolores de cabeza, poniéndose en la frente, cristal (gel) puro de las hojas de *Aloe vera*. También, el colocarse el gel puro en la frente, de las hojas peladas y sin lavar, amarrado con un paño, produce el mismo efecto.[19]

Partiendo del análisis de los soviéticos, que han encontrado *ácido salicílico*, un ingrediente de efectos analgésicos y antiinflamatorios similares a los de la aspirina, en los vapores de la resina del *Aloe alborescens*, se puede asegurar que cura también los ardores de las quemaduras, llagas en la piel, úlceras digestivas, y otras partes del cuerpo. Echarse el jugo puro (savia), que emana de sus hojas frescas, al ser cortadas, calma los ardores de cualquier afección en la piel y sirve de antibiótico.

QUEMADURAS

Ocasionalmente, revistas populares publican reportes médicos sobre ensayos realizados en hospitales acerca de la aplicación del *Aloe vera* en quemaduras y otros problemas similares. Según un reporte de Maggy Howe, publicado en la Revista «*Country Living*», Vol. 19, Pág. 34, fechada julio de 1996, bajo el título «*Nature's Cure-All*», narra algo bastante interesante en relación al poder curativo de esta planta.

El doctor John C. Pitman, fundador y director médico del Centro para la Medicina Bio-Oxidante, en Raleigh, Carolina del Norte, EE. UU., quedó muy impresionado por el poder curativo del gel de *Aloe vera*, mientras él estuvo de turno en la sala de emergencia de un hospital, donde laboraba.

En el trabajo se narra lo siguiente — «Una mañana llegó una señora con quemaduras en ambas manos, como resultado de un accidente en la cocina. En ese tiempo el hospital estaba realizando un estudio con el *Aloe vera*, por lo que el doctor Pitman le pidió a la pobre señora, si le podía revestir la mano derecha con la tradicional crema antibiótica marca *Silvadene*®, mientras revestía la izquierda con crema de *Aloe vera* concentrada, un poco líquida. La señora estuvo de acuerdo con los deseos del médico» —.

–«No obstante, en la tarde de ese mismo día la señora regresó nuevamente al hospital y exigió que le pusieran en su mano derecha, el mismo tratamiento que le habían aplicado en la izquierda. Ella le informó al doctor Pitman que su mano derecha aún le molestaba con mucho dolor, mientras que en la izquierda no sentía dolor alguno» —.

— «Para sorpresa del galeno, al él desvestir las heridas, encontró que el enrojecimiento, inflamación y el dolor fueron grandemente reducidos en la mano que fue tratada con el gel de *Aloe vera*, mientras que no sucedió igual en la otra mano que fue tratada con la crema antibiótica *Silvadene*®. Esta última, es una crema antiinfecciosa tópica, elaborada a base de «*sulfadiazina argéntica*», y es empleada en la prevención y tratamiento antiséptico de las quemaduras de segundo y tercer grado —.

Sobre la experiencia que se acaba de relatar se concluye que el gel de esta planta podría convertirse en un futuro, en el medicamento por excelencia para el tratamiento de las quemaduras y enfermedades afines de la piel.

CONTUSIONES O GOLPES INTERNOS Y EXTERNOS

Un nativo de Dominica, Islas Vírgenes, con quien una vez conversé sobre las propiedades curativas de esta planta, me dijo que en esa isla caribeña, existían grandes plantaciones de *Aloe vera*, la cual exportaban. También me dijo que era común encontrarla sembrada en casi todos los jardines y patios de las residencias de ese lugar, ya que empleaban su cristal (gel) para embellecerse el pelo, tanto hombres como mujeres.

Nos informó que la gente se tomaba el jugo de sus hojas, para contrarrestar el efecto de fuertes contusiones y sangramientos ocasionados al recibir golpes producto de algún accidente. En caso de golpes externos y quemaduras, me dijo que pelaban la hoja, la mareaban en las brasas encendidas, le agregaban un poco de aceite de ricino, y al enfriarse, se la colocaban al herido en las zonas afectadas, bien amarrada en forma de emplasto.

DIABETES

A pesar de que algunos autores sostienen que el cristal (gel) del *Aloe vera* reduce el azúcar de la sangre en los diabéticos, no poseemos datos concretos del asunto. No obstante, en Haití, los nativos se curan esta enfermedad comiendo todas las mañanas un pedacito del tamaño de un dedo de la hoja pelada y bien lavada.[3]

Muchos habitantes de países árabes se curan esta enfermedad, también tomando el jugo o el cristal (gel) de esta planta. Según el doctor Pío Font Quer, de la escuela española de medicina holística, al jugo de arándanos (cranberry), se le atribuyen propiedades astringentes, antisépticas y antidiabéticas.[10] Se cree que tomar la combinación de ambos ingredientes puede ayudar a disminuir los niveles de glucosa en la sangre. Desde luego, habría que monitorear al enfermo para comprobar su efectividad.

Ahora bien, lo que se sabe con certeza es que tomar el gel o jugo de esta planta, en la diabetes, limpia y purifica el hígado, mejora el trabajo de la bilis, otros órganos digestivos y reduce los niveles de colesterol en la sangre. De ese modo, tanto el páncreas como las demás glándulas son favorecidas y trabajan más armónicamente.

SARAMPIÓN Y VARICELA

Ambas son enfermedades infecciosas y contagiosas que producen llagas en la piel y suceden sólo una vez, generalmente durante la época infantil . Sin embargo, la varicela, particularmente se ha repetido en algunos enfermos. Casi siempre van acompañadas de mucha fiebre y ocasionalmente de catarros. Aunque no es muy común que suceda, algunas personas la sufren cuando son adultas y los daños son aún mayores que cuando niños.

Normalmente estas enfermedades ocurren cuando el organismo está recargado de sustancias perturbadoras y viejos residuos alimenticios y medicamentosos. Por lo que los baños de tronco con fricción, los baños de vapor y el ayuno científico, pueden ayudar al cuerpo a eliminar muchas de esas impurezas.

En caso de ausencia de medicamentos apropiados, tomarse el jugo de *Aloe vera*, sirve como depurativo, anticatarral, refrescante y antiinflamatorio. Al exterior, el aplicarse el gel, o el jugo puro de las hojas, sirve como refrescante, bactericida y calmante de las llagas que se producen en toda la piel. No es bueno rascarse las llagas con las uñas y mucho menos en la cara, debido a que la varicela tiende a producir cicatrices permanentes.

Si las llagas son muy fuertes y abundantes, es conveniente amarrarse en forma de emplastos, en las partes más afectadas, la hoja pelada, la cual se tibia un poco en las brasas o en el horno de microondas, y se le agrega un poco de aceite de ricino o de almendras. El aceite de ricino, particularmente, aplicado exteriormente en la piel, y recibir un poco de calor, con un paño de lana, actúa como antiinflamatorio.

EFECTOS VETERINARIOS

El jugo de *Aloe vera*, mezclado con agua potable, se ha usado en Cuba, Haití, Puerto Rico, y República Dominicana, para curarle el *moquillo* a las gallinas y otras aves de corral. Similar práctica ha sido realizada en otros lugares del planeta.

Un gallero de alrededor de 40 años en el oficio, al cual nosotros consultamos sobre el empleo de esta planta en la salud de los gallos de pelea, nos informó lo siguiente: — «Además de que a los gallos cuando están acatarrados, le curamos el *moquillo*, dándole a tomar el jugo del *Aloe vera*, dicha bebida actúa también como refrescante, evitándoles las calenturas que éstos sufren por comer maíz, pienso y otros alimentos. Estoy seguro que si tú hablas con otro gallero como yo, te va a decir lo mismo» —. Señaló —.

Otro gallero a quien consultamos nos dijo sobre el uso del *Aloe vera*, en la curación de los catarros de estas aves. También dijo que él les daba a los gallos, el jugo de naranjas mezclado con el de *áloe*, como refrescante, evitándoles el sofocamiento que a veces sufren, debido al calor. La misma bebida sirve para curarle el catarro a los perros, gatos y otros animales domésticos. Cuando éstos se enferman del sistema digestivo no existe mejor purificador o regulador del equilibrio intestinal que darle a tomar el agua potable, mezclada con el jugo de *Aloe vera*.

ENFERMEDADES DIGESTIVAS

Los efectos del *Aloe vera*, como purgante sano y de resultados suaves se conocen desde remotísimos tiempos. Los egipcios tenían tanta devoción por esta planta que hasta la pintaban o grababan en las paredes de los templos. El *Aloe vera* está reconocido en la farmacopea oficial de varios países.

El jugo de las hojas bien lavadas de *Aloe vera*, mezclado con el jugo de arándanos (cranberry), el cual se toma por cucharadas o tacitas, libera los intestinos de catarros e impurezas gástricas. La misma bebida despierta el apetito, arregla los estómagos descompuestos, calma los ardores de las hernias esofágicas (hernias hiatales), y de las úlceras digestivas. Por su poder digestivo, depurativo, antihistamínico, antiinflamatorio y analgésico, también favorece en la colitis, síndrome de Crohn y enfermedades hemorroidales. En la actualidad se fabrican unos supositorios de *Aloe vera*, empleados contra las hemorroides, debido a que clínicamente se ha comprobado su efectividad. También hemos visto en la farmacias y supermercados, unas pequeñas toallas higiénicas impregnadas del gel de *áloe*, para ser empleadas, para calmar los ardores, e irritaciones que se originan en las áreas íntimas.

El jugo de *Aloe vera,* ha sido empleado industrialmente por licorerías y laboratorios para fabricar bebidas amargas, aperitivas, tónicas y digestivas. Estas bebidas se han usado para tonificar el sistema digestivo, el hígado y la bilis. Los suizos están familiarizados con este producto desde hace muchos años, y lo usan para fabricar bebidas o jarabes aperitivos, que uno puede conseguir en las tiendas naturistas. A nivel casero, el cristal (gel), con pasas, azúcar, especias y otros ingredientes se ha empleado en la fabricación de postres. Este dulce es de muy buen sabor y de efectos medicinales; cuando yo lo probé por primera vez, en la casa de unos amigos, jamás me imaginé que se trataba de este ingrediente.

Existen personas que sufren de hemorroides con ensangrentamientos, que jamás conocen el origen de sus males. Lo peor del caso es que mientras más tratan de curarse, están simultáneamente consumiendo, el o los ingredientes ofensivos. En algunos enfermos, la **cafeína** pura*, principal alcaloide del café (*Coffea arabica*), o de algunas bebidas carbonatadas, posee el poder de dilatar o constreñir las venas y vasos capilares del área interna anal, y crear un crónico estreñimiento, que eventualmente podría degenerar en hemorroides. También podría suceder, al consumirse abusivamente: mate, guaraná, té chino, o té verde, que son cafeinadas. Por su notable astringencia, beber diariamente alguna infusión fuerte hervida con astillas de canela (*Cinnamomum zeylanicum*), puede ocasionar los mismos síntomas.

ÚLCERAS PÉPTICAS Y DUODENALES

Tanto médicos soviéticos, como estadounidenses han empleado el cristal (gel) del *Aloe vera* con mucho éxito en el tratamiento de las úlceras y otras enfermedades digestivas, debido a que inhiben el desarrollo del ácido hidroclorhídrico, principal agente que ocasiona serios daños en estas enfermedades (por lo menos, anteriormente se creía eso, y ambos equipos de galenos compartían el mismo criterio).

En una clínica de Dania Beach, en el Sur del Estado de la Florida, escogieron un grupo de 12 enfermos afectados de úlceras pépticas, para hacer un estudio, y el único medicamento que se les administró fue el cristal (gel) emulsionado del *Aloe vera*, que les daban a tomar por cucharadas, dos o tres veces al día. Sólo ocasionalmente se empleó *Pro-Banthine®*, para situaciones muy agudas, en caso de que se necesitara

---

* Además de esa astringencia digestiva que ocasiona, existen personas que la más mínima cantidad de **cafeína** en sus cuerpos, les provoca taquicardia, asma bronquial, tensión, pulso acelerado y un malestar general. Si es usted una de ellas, sustitúyalo por: Cafix®, Pero®, Bambú®, o Póstum®, etc. Todas son buenas fórmulas comerciales. A mí particularmente me gustan las marcas Cafix® o Pero®, mezclada con crema fresca de soya, azúcar, y una pizca de agua caliente o leche. Es una maravillosa bebida saludable, pero todo depende de su gusto.

contener los efectos de la secreción del ácido hidroclorhídrico. Este fármaco es usado en el tratamiento de úlceras pépticas, que envuelven excesiva producción de ácido estomacal. Los exámenes demostraron que éstos tenían serias lesiones en el duodeno. El estudio duró alrededor de tres meses. Al final, todos los pacientes mejoraron satisfactoriamente de las úlceras digestivas. Este estudio fue publicado en el Vol. 62 del «*Journal of the American Osteopathic Association*», en abril del año 1963.[36]

La mejoría fue tan favorable que los galenos que llevaron a cabo el tratamiento opinaron que este medicamento, desde el punto de vista clínico, puede demorar o quizás prevenir el desarrollo de una úlcera péptica.

A partir del año 1980, los investigadores de las vías digestivas han encontrado que una de las causas que origina las úlceras pépticas es la bacteria **Helicobater pylori**, que se transmite de persona a persona por la vía fecal-oral. Otra de las causas es el consumo de alimentos descompuestos o mal elaborados.

Según el doctor David Frawley, de Santa Fe, California, la Ayurveda, sistema curativo de la India, cura las úlceras digestivas por medio del gel de esta planta. Asegura, que mezclando el gel de *Aloe vera* con miel de abejas o con jugo de frutas no ácidas, se curan las úlceras estomacales. Recomienda tomar varias cucharadas de este medicamento tres veces al día, pero señala que el gel debe ser bien puro y no contener sustancias purgantes.[14]

Al mencionar frutas dulces, el galeno debe haber estado refiriéndose a: lechozas, melones, mangos, nísperos, zapotes (mamey colorado) y otras. La lechoza o papaya *(Carica papaya)*, particularmente contiene propiedades antibióticas, digestivas, cicatrizantes y antiinflamatorias. Hace ya tiempo, exteriormente, en Inglaterra, la pulpa de la fruta madura fue usada exitosamente en forma de vendajes, para ayudar a cicatrizar heridas infectadas, que no cedían, con los aplicación de antibióticos convencionales, en trabajos de cirugías abdominales.

DIVERTICULITIS

Es una enfermedad digestiva que se caracteriza por ciertos globos pequeños, tamaño de un guisante, que crecen en las paredes del intestino grueso. Algunos investigadores sostienen que la construcción constante ejercida por algunas personas estreñidas, al tratar de defecar, es la causante de este mal. Dichos globos o divertículos se inflaman y luego se infectan, produciendo en la persona mucho dolor, acidez, evacuaciones sanguinolentas, náuseas, gases y otras dificultades digestivas. Otros dicen que es una enfermedad congénita, y puede ser liberada por medio de una intervención quirúrgica. Cualquiera que sea la causa, debe de buscársele una temprana solución, para evitar el futuro desarrollo del cáncer del colon.

La enfermedad es más común después de uno haber alcanzado los 40 años de edad, y las personas que más la sufren, son aquellas que consumen abundantes alimentos refinados, azucarados artificialmente, muchas carnes, vísceras y embutidos, comidas antinaturales y desprovistas de fibras, etcétera. La ausencia de fibras en la dieta, no sólo contribuye a la diverticulitis, sino a otras enfermedades, como el estreñimiento crónico, hemorroides, venas varicosas, obesidad, cáncer del colon, problemas del corazón y apendicitis. Se ha encontrado, que los casos de diverticulitis son más abundantes entre personas que viven en las capitales modernas, que las que habitan en zonas rurales o en el campo, por lo que existe una directa relación en la forma de cómo alimentarse, respecto a esta enfermedad.

Las fibras naturales, conjuntamente con una buena masticación y ensalivación, forman un buen bolo alimenticio, estimulan los músculos abdominales, producen una mejor lubricación intestinal y facilitan con menos esfuerzo, la expulsión del material de desecho, durante la evacuación. Los alimentos naturales más ricos en fibras son: lechoza (papaya), piña, ciruelas o higos secos en remojo, pan integral, arroz integral, avena integral, bran, peras, fresas, bróculi, sandías, melón, zapote (mamey colorado), mangos, uvas, tamarindo, guanábana, mandarinas, zanahorias, naranjas, manzanas, melocotones, guineos maduros (bananos), auyama (calabaza), níspero, toronjas y otros alimentos.

El *Aloe vera*, juega un papel muy importante en las enfermedades digestivas. En cierta ocasión en un supermercado de Miami, en el Sur de la Península de la Florida, observaba a una señora que compraba un par de hojas de esta planta. Me acerqué a ella y le pregunté con mucho interés, si ese producto tenía alguna importancia en su vida, y me informó que ella sufría de *diverticulitis*, y el tomarse diariamente un par de cucharadas del cristal (gel) de esta planta o el usarlo en batidas con algunas frutas, la mantenía libre de esa dificultad digestiva. La misma opinión se la hemos escuchado a otras personas con similar enfermedad.

La señora Betty Kamen, doctora en filosofía , y autora de varios libros sobre la salud, dice que el doctor Anderson, de Mill Valley, en California, EE. UU., había reportado en una reunión de médicos ortomoleculares, que él curó de diverticulitis a una señora, dándole a tomar diariamente 500 miligramos de *germanio orgánico* y vitamina C. Según informa, la cura fue tan positiva, que tanto el médico como la paciente quedaron impresionados de tan maravillosa recuperación.*

Basado en anteriores lecturas, el *Aloe vera* contiene germanio orgánico, muchas fibras naturales, vitamina C, y otros ingredientes que actúan como calmantes, bactericidas, antiinflamatorios, anticancerígenos, gelatinosos y restaurativos de las mucosas tanto respiratoria como digestiva, por lo que no existe duda de su positiva acción directa en esta enfermedad y en otras, del área intestinal.

---

* «Germanium: A New Approach to Inmunity», Pág. 20, Nutrition Encounter, Inc. Novato, California, 1992.

ESTREÑIMIENTO

El estreñimiento es una enfermedad del mundo moderno, y empezó cuando se comenzaron a refinar las harinas y los azúcares. Los habitantes de antaño desconocían esta enfermedad, por la sencilla razón de que realizaban muchos ejercicios y caminatas al aire libre, hacían menos uso del fuego para cocer sus alimentos, consumían muchos alimentos ricos en fibras y enzimas digestivas, y defecaban agachados o en cuclillas, por lo que su eliminación, colocados en esta posición natural era más periódica, saludable y armónica.

Éstos consumían sus cereales integrales y endulzaban con miel, melao, melaza, o sirope de frutas naturales. El problema ha sido tan crónico, que en algunos países se estima que lo sufre uno, de cada cinco habitantes. Entendemos que mucha gente combate actualmente el estreñimiento consumiendo semillas trituradas de zaragatona *(Plantago psyllium)* remojadas en agua o jugo, por lo que aumentan de volumen y atraen mucha humedad en el tubo digestivo. Al atraer mayor cantidad de agua, facilitan suavemente la eliminación de las heces fecales.

Ahora bien, al consumirse este producto, es necesario tomar mucho jugo o líquidos, porque sin suficientes líquidos se crea una astringencia o dureza fuerte, en el tubo digestivo. Las semillas de este producto se conocen en el comercio por el nombre de *Psyllium* (sílium), y son vendidas por farmacias y tiendas naturistas. Para muchos, es posible creer que yo estoy hablando de algo desconocido llegado de ultratumba, pero jamás se trata de eso. Millares de gentes alrededor del mundo, la usan para curarse de este problema, pero no lo saben. La zaragatona, es cultivada por toneladas en la India y países árabes, y cuyas semillas exportan al Occidente. La planta es familia de las *Plantagináceas* al igual que el llantén *(Plantago major)*. La zaragatona, es el principal ingrediente usado en la manufactura de una fórmula comercial conocida por *Metamucil*®, exténsamente empleada para tratar esta enfermedad.

Mucha gente sufre de estreñimiento crónico, porque tienen el hígado y la bilis congestionados. El hígado posee más de 500 funciones, según la literatura médica. Se intoxica o congestiona lentamente por su trabajo continuo y sin cuidado o limpieza. Los mismos problemas de la vida moderna contribuyen a eso: consumir o usar prolongadamente alcohol, cafeína, nicotina, medicamentos cafeinados, analgésicos, píldoras o sustancias medicamentosas, sustancias metálicas —se encuentran en el agua potable sin filtrar, como también en el tizne y sedimentos de cobre, hierro o aluminio, que se desprenden de las ollas, calderos o cazuelas—, donde se cocinan nuestros alimentos. También en residuos de fertilizantes, hormonas, antibióticos, nitritos, nitratos, cloro, insecticidas, herbicidas y fungicidas, que al existir partículas o trazos en algunos alimentos, carnes, leche, vinos y otras bebidas, automáticamente entran en el organismo humano. Entre las tantas funciones de la bilis, una es inyectarle agua o sales biliares, a las heces fecales duras o resecas, para facilitar su salida *(catarsis)*. De modo, que si ambos órganos —hígado y bilis—, no trabajan correctamente, el organismo se estriñe con facilidad. Recuerden que el hígado es el órgano más grande del cuerpo, sirve de filtro, neutraliza algunos venenos y muchas bacterias o microorganismos que entran en el organismo.

Es importante uno ponerle mucha atención a lo que uno consume diariamente. Existen algunas frutas y otros alimentos con los cuales el organismo se sintoniza, y están cargados de muchas fibras, enzimas y ácidos digestivos, que contribuyen a la sana eliminación: peras, piña, lechoza o papaya, higos y pasas en remojo, zapote, zanahorias, calabaza, remolachas, molondrón (quimbombó), plátanos maduros, guineos o bananos, melón, y melón de agua, entre otros. Muchos autores al ser consultados, y le piden que den un sólo medicamento contra el estreñimiento, simplemente dicen: jugo de ciruelas, o consumir el postre natural — sin endulzar—, de las frutas secas en remojo.

El *Aloe vera*, posee un efecto beneficioso en el estreñimiento crónico, debido a sus poderes laxantes, catárticos, depurativos, digestivos, y descongestionantes del colon, el hígado y la bilis. Contiene muchas fibras. En casi todas las fórmulas desintoxicantes hepáticas o digestivas, que actualmente son fabricadas, el *áloe* es el principal ingrediente purificador: le siguen la raíz de amargón o diente de león *(Taraxacum officinale)*, semillas de cardo bendito *(Sylybium marianum)*, y raíz de equinácea *(Echinacea angustifolia)*, entre otras.

ENFERMEDADES RENALES Y DEL SISTEMA GENITOURINARIO

Debido a las propiedades depurativas, bactericidas, diuréticas y antiinflamatorias del *Aloe vera*, en casi todas las islas del Mar Caribe, los nativos confeccionan medicamentos caseros empleando el cristal (gel), o la raíz hervida, para usarlos en el tratamiento de enfermedades infecciosas del sistema genitourinario, como son: la sífilis, gonorrea, cistitis y otras. Abarca, la vagina, ovarios, riñones, uretra, la matriz y otros órganos.* Las embarazadas deben abstenerse de emplear irrigaciones vaginales, a menos que les sean recomendadas por su médico.

Para curar algunas enfermedades infecciosas, —donde no se necesite el empleo de antibióticos de alto espectro—, se pela bien una hoja de *Aloe vera*, se deja sin lavar, y se hierve el cristal (gel) en medio litro de agua, con lo que se obtiene un líquido bastante medicinal y viscoso. Se pone a enfriar, se tamiza, y se le echan dos o tres cucharadas de vinagre de manzanas (vinagre de sidra). Ésta sirve en lavativas para curar la vaginitis, flujos (leucorrea) y otras infecciones íntimas que sufre la mujer. Algunos autores rusos sostienen que por sus propiedades antibióticas, calmantes, y

---

* En la Isla de Santo Domingo la gente elabora un remedio casero, por medio de la cocción, empleando el cristal (gel), o la raíz de la sábila *(Aloe vera)*, cola de caballo *(Equisetum giganteum)*, batata de burro *(Corallocarpus emetocatharticus)*, raíz de guaucí o periquito *(Ruellia tuberosa)*, raíz de bejuco chino o zarzaparilla *(Smilax sp.)*, barba o cabellitos de maíz, o elote *(Zea mays)*, especias y otros ingredientes, para tratar enfermedades venéreas y frialdades de la matriz. Esta bebida la toman hasta dos veces al día. (N. del A.)

antiinflamatorias el *áloe* se puede emplear en el tratamiento de la picazón vaginal, llamada vulvovaginitis (inflamación de vulva y vagina).[45]

Algunos ginecólogos soviéticos han empleado la emulsión del *Aloe vera*, para curar innumerables infecciones vaginales. También han aplicado una serie de inyecciones homeopáticas, elaboradas de extractos de «*estimulantes biogénicos*», obtenidos de esta planta, para curar las mismas infecciones, y para tratar la impotencia.[45]

Se ha comprobado clínicamente que el jugo de arándanos (cranberry)** es muy efectivo contra los cálculos, nefritis, prostatitis, y algunas enfermedades de los riñones, especialmente si se toma mezclado con el gel (cristal) o el jugo de *Aloe vera*. Véase página 22, para más informacíon.

SÍNDROME DE INMUNODEFICIENCIA ADQUIRIDA (SIDA)

En nuestros tiempos de juventud, alrededor de la década de 1950, tanto la tuberculosis como la lepra eran aún las plagas más abominables que se conocían, y los hospitales antituberculosos eran construídos lejos de las ciudades. Con el avance de la medicina y los nuevos descubrimientos, ya estas enfermedades, están prácticamente controladas.

Ahora se habla del SIDA (AIDS) como la plaga apocalíptica más temible del Siglo XX. Se comenzó a hablar de ella a principios de 1980. Sus causas básicas fueron vinculadas en sus comienzos con relaciones homosexuales; pero ahora se sabe que también se contagia por transfusiones de sangre infectada o por contactos con sangre humana enferma y otras secreciones o fluídos del cuerpo, incluso en relaciones heterosexuales.

Al virus que la provoca, se le llama HIV por sus siglas en inglés (*Human Immunodeficiency Virus*), y fue identificado en 1983 en el Instituto Pasteur de París, por un grupo de investigadores, encabezados por el doctor Luc Montagnier. Con el avance de las computadoras, ésta ha sido una de las enfermedades graves sobre la cual se ha desarrollado más literatura médica en el más corto tiempo. Los jóvenes de ambos sexos, deben ser bien orientados o educados en asuntos de profilaxis sexual, para evitar ser contagiados.

Decir que el *Aloe vera* cura esta enfermedad es extemporáneo y nos parecería aún imprópio. No obstante, con los datos que se han reportado sobre los ensayos rusos y alemanes de la fabricación de los «*estimulantes biogénicos*» que actúan en el sistema nervioso central, produciendo una regeneración en todo el sistema corporal, no se puede dudar que con el avance del tiempo se descubran más medicamentos de esta planta, y que se pudieran usar en el tratamiento del SIDA.

** Este fruto agridulce se utiliza mucho en la celebración del Día de Acción de Gracias (Thanksgiving Day), en forma de jalea para acompañar la carne de pavo. Se consume mucho en EE. UU., y otras partes del globo, durante los días invernales. Conocido como *Vaccinium myrtlus*, o como *Vaccinium macrocarpon*. Este fruto contiene mucha vitamina C, ácido láctico, oxálico, succínico y málico. A su jugo le atribuyen propiedades diuréticas, antisépticas y antidiabéticas. (N. del A.)

ENFERMEDADES DE LA PIEL

Los resultados del gel (cristal) del *Aloe vera* sobre la piel, han sido reconocidos por algunos científicos eminentes de las naciones más civilizadas. El gel, aplicado sobre las quemaduras, ayuda a que se curen en menos tiempo. El mismo producto, elaborado en forma de cremas faciales, sirve para proteger la piel de las quemaduras del sol, como también de las producidas por las radiaciones de la quimioterapia.

Los jabones de *Aloe vera* protegen y suavizan la piel. Los champús y enjuagues del cuero cabelludo, elaborados con este producto, curan la *Dermatitis seborreica* (caspa), favorecen en el crecimiento del pelo y lo ponen más suave. Se usa también en la alopecía (caída del pelo) y en el acné. Algunos mexicanos con quienes hemos conversado aseguran que no existe mejor medicamento casero contra la caída del pelo (*Alopecia areata*) que tibiar las hojas peladas de esta planta, agregarle un poco de aceite de ricino, y amarrárselas bien con una toalla en toda el área del cuero cabelludo. Según éstos, dicho tratamiento debe seguirse por lo menos durante un mes.

Debido a sus efectos astringentes, cicatrizantes y antibióticos, se puede usar después de cada afeitada. Ayuda a mantener el cutis suave y sin la irritación que crea la barba en otras personas, al menos asociado al *Agua Velva®*, o alcoholado glacial, como es la experiencia del autor. En las tiendas naturistas se pueden encontrar diferentes productos para afeitarse elaborados con el gel de esta planta. Lo mismo se aplica a las personas que se rasuran las piernas. Paracelso recomienda untarse el jugo de *Aloe vera* en el cuero cabelludo, mezclado con vinagre, para evitar la caída del pelo.[29]

INFECCIONES CRÓNICAS Y ÚLCERAS DE LAS PIERNAS

Hace ya un promedio de tres décadas, un equipo de médicos egipcios había oído hablar tanto de las maravillosas propiedades dermatológicas del *Aloe vera*, que decidieron hacer experimentos con algunos enfermos.[36]

Ellos ya estaban familiarizados históricamente, con las prácticas de sus antiguos homólogos árabes del Valle del Nilo, por las famosas descripciones aparecidas en varios papiros, principalmente en el Papiro de Ebers, donde se indica que dicha planta o alguna especie similar, era empleada en el tratamiento de las quemaduras, úlceras y enfermedades parasitarias e infecciosas de la piel.

Éstos vivían intrigados por los dibujos o grabados del *Aloe vera,* aparecidos en las paredes de los antiguos templos egipcios, cuya historia data desde hace más de 5,000 años. No hay duda de que éstos la tenían por sagrada y era parte de su farmacopea.

Los dermatólogos a que nos referimos habían leído y estudiado varios reportes médicos sobre sus propiedades terapéuticas, y sobre los componentes bioquímicos de esta planta. Se trataba de dos científicos y profesores de la Universidad del Cairo, en Egipto, y de un fitoquímico de una importante compañía farmacéutica de dicho lugar. El trabajo fue dividido en dos partes: primero de las infecciones y úlceras de las piernas y luego en algunas enfermedades relacionadas con el acné crónico y el cuero cabelludo. Sólo trataremos del caso de las enfermedades de las piernas. El estudio original es bien ámplio, y presenta fotos de los diferentes procesos, pero lo resumiremos en sus partes más interesantes y básicas.

«Se escogieron tres enfermos que tenían fuertes infecciones ulcerosas e infecciosas de las piernas; un caso llevaba quince años de padecimientos físicos, otro siete, y el último ocho».

«El primer caso se trataba de un mecánico de 50 años, padeciendo de crónicas úlceras varicosas en la pierna izquierda, con una situación eccematosa. El segundo caso, se trataba de un señor de 51 años que sufrió una seudo elefantiasis con edema en la pierna izquierda y tenía varias úlceras infecciosas en el mismo lugar, que le despedían mal olor. El tercer caso, se trataba de un joven de 22 años, que sufrió una quemadura en la pierna izquierda, y cinco años después desarrolló una úlcera en el mismo lugar de la afección, que se tornó purulenta»

«El inicio del tratamiento consistía en limpiar las partes afectadas con una mezcla de *Citrimide®* al 1% en agua, solución de peróxido de hidrógeno (agua oxigenada); solución de ácido bórico al 3%, en agua. Para poder enfrentar estos casos, los galenos se auxiliaron de algunos antibióticos, para las infecciones y algunos antihistamínicos y tónicos, cuando el caso lo requería». Nota: El *Citrimide®*, es un antibiótico de alto espectro, empleado para tratar serias infecciones».

«Seleccionaron muchas hojas de varias plantas de *Aloe vera*, las cuales cortaban en su base, y las dejaban por 18 horas en reposo, hasta que éstas drenaran la savia. Extraían el cristal (gel) del corazón de las hojas de *Aloe vera*, lo homogenizaban y lo hacían filtrar por medio de una tela. Le agregaban un conservante y luego lo refrigeraban y usaban de acuerdo a los requerimientos diarios».

«Después de lavada la infección con las soluciones mencionadas diariamente, de tres a cinco veces, le envolvían a los enfermos las partes afectadas con una gasa, que previamente empapaban en el gel o jugo de la planta».

Resultados:

a) «Durante la primera semana de tratamiento, en el primer caso de 15 años de enfermedad, comenzaron las úlceras a formar nuevos tejidos (epitelios) en la parte baja, y en el medio de éstas se empezó a granular nuevo tejido. Según los galenos, dicho estado no se había logrado antes, durante una semana, con previos tratamientos. A las cuatro semanas, aparecieron nuevas áreas con granulación y regeneración de epitelios. Después de seis semanas, algunas úlceras se curaron completamente y diez semanas más tarde la situación de enfermo era mucho mejor: el proceso regenerativo fue casi total».

b) «Después de una semana de tratamientos con el *Aloe vera*, el paciente se quejaba de palpitantes dolores, al bajarle la inflamación de la pierna; el dolor era más agudo que antes del tratamiento. Durante la segunda semana se redujo el dolor y el olor a podrido desapareció, y se formó costra en las úlceras. Después de seis semanas de tratamiento las úlceras pequeñas se curaron completamente, mientras que las úlceras traseras comenzaron a formar tejidos, e indicaron mejoría en la zona lateral hacia la parte trasera. La superficie de la úlcera trasera sangraba ligeramente, ocasionada por el rozamiento de la herida al ser cubierta, lo que indicaba nuevos tejidos. Después de nueve semanas, bajaron de tamaño, se formaron nuevos tejidos, y las células y tejidos muertos disminuyeron».

c) «Se trataba de un joven de 22 años que sufrió quemaduras que le dejaron una úlcera bien grande. Tenía pus y tejidos muertos al pie de la parte inferior. Después de cinco semanas de tratamiento con el gel de *Aloe vera*, hubo un buen progreso en la curación de la úlcera y el tejido se movió hacia la parte interior. El área desminuyó de tamaño progresivamente durante el proceso».

MASCARILLAS FACIALES

Muchas de las impurezas, sucio y grasa que se crean en el rostro, pueden ser eliminadas mediante el empleo de mascarillas faciales, y usted puede ponerse en todo el rostro, durante varias noches antes de acostarse. Es uno de los secretos de belleza, que se practican en el Sur de Francia y otros países, para curar algunas enfermedades de la piel y mejorar su funcionamiento.

Se cogen dos o tres cucharadas de arcilla curativa, un poco de jugo o gel de *Aloe vera* y otra cantidad similar de vinagre de manzanas crudo (vinagre de sidra). Se prepara una pasta cremosa y suave, que usted se aplica en todo el rostro. Debido a la astringencia del vinagre y de la arcilla esta mezcla se seca muy pronto sobre la piel. Se la puede quitar como a las dos horas después de habérsela aplicado, o se la puede dejar durante toda la noche.

Antes de aplicarse el producto, es necesario que usted se lave la cara con agua tibia y un jabón suave y se la seque bien. Haga lo mismo, al quitarse la arcilla. Esta mezcla no sólo sirve para eliminar las espinillas e impurezas del rostro, sino las de toda la piel en general.

Los tres productos se pueden conseguir en cualquier tienda naturista o health food store. La arcilla curativa o bentonita, que se extrae del subsuelo, contiene sustancias desinfectantes, absorbentes, purificadoras, radiactivas y astringentes y la han usado naturópatas desde hace mucho tiempo. Es la misma arcilla, color verdosa, que se emplea en la confección de vajillas, tinajas y macetas.

El vinagre natural de manzanas, sin pasteurizar, es muy diferente del que nosotros compramos en las bodegas, colmados o supermercados. Está confeccionado de manzanas orgánicas y es envejecido en barricas de madera, al igual que el vino.

Posee un fuerte poder desinfectante, purificador, germicida, astringente y es de gran estima en la medicina natural, para combatir infecciones.

Existen varias marcas comerciales, muy buenas, por cierto. Sin embargo, una de mis preferidas, es la «*Bragg*»®, fabricada por la firma naturista de Patricia y Paul Bragg, radicada en Santa Bárbara, California, EE. UU. Usted puede adquirirlo en cualquier tienda naturista. Yo lo he usado en gárgaras, con *áloe*, miel, agua tibia, y una pizca de sal, para las inflamaciones de las amígdalas y es bonísimo. También lo he usado solo, como antiséptico, en pequeños rasguños o heridas.*

RECETAS DE COCINA

Debido a que el *Aloe vera* es también una planta comestible, se puede emplear en variadas y múltiples recetas. Se coge una hoja bien lozana y llena, se pela bien, y se extrae el gel, el cual uno lava muy bien, hasta extraerle toda la sustancia amarga. Pequeños trozos de este ingrediente, se le puede agregar a algunos alimentos y transformarlos en más medicinales, digestivos y profilácticos, de la misma forma, cuando uno le agrega a las carnes guisadas u horneadas, trozos de tayota (chayote), piña o de lechoza (papaya), durante su cocción. Además de las carnes, uno también puede consumirla en otros variados platos.

En una ocasión en nuestra casa teníamos pancakes —hojuela, torta delgada—, de esos que vienen ya preparados y necesitan poca cocción. Existía el inconveniente que no había sirope para pancakes. Como tenía en el refrigerador miel de abejas diluída con trozos de *Aloe vera*, le echamos este ingrediente y pasó la prueba. Coincidencialmente, el resfriado de la garganta que padecía, mejoró en poco tiempo.

Uno puede inventarse muchas recetas de cocina con este ingrediente, especialmente cuando se tiene catarros, fiebre del heno, enfermedades digestivas ulcerosas no muy graves, o con infecciones, etcétera. Según ensayos soviéticos realizados con esta planta, el fuerte calor, como tampoco las altas temperaturas, no les hace perder sus propiedades volátiles ni medicinales. Al contrario, las aumenta.

RADIACIONES OCASIONADAS POR LA CURACIÓN DE UN CÁNCER

A una pariente nuestra le diagnosticaron cáncer en un pie, y como única solución al problema, le realizaron la correspondiente cirugía en un centro oncológico de Miami, en el Sur, de la Península de la Florida.

En ocasiones el dolor era intenso, pero ella tenía fe en que el problema iba a ser superado. A veces hubo que darle quimioterapia para evitar que la infección cancerígena se extendiera por otras áreas del cuerpo. El caso requería una segunda cirugía, por lo que fue realizada, y los galenos estuvieron muy contentos por el éxito de la misma, y por la favorable y rápida recuperación de la enferma.

---

* Tienen publicado un libro, que le permitiría a usted ampliar sus conocimientos: «*Apple Cider Vinegar: Miracle Health System*», Décimo Quinta Edición, Health Science Publishers, Santa Bárbara, California, 1998. (N. del A.)

Al finalizar el tratamiento, los médicos que la atendieron le recomendaron ponerse todos los días, en las zonas afectadas, el gel de las hojas frescas de *Aloe vera*, para contrarrestar los efectos de las quemaduras originadas por la quimioterapia.

Cuando asistió la última vez, al centro médico para verificar los efectos del *Aloe vera* sobre las quemaduras fue muy poco lo que quedaba, por lo que los galenos estuvieron muy contentos en haberle recomendado a la enferma un producto natural y efectivo.

CAPÍTULO IV

TESTIMONIOS DE CURACIONES

Los testimonios que aparecen a continuación nos los fueron contados por algunas personas que han tenido fe en el empleo del gel de esta planta y han recibido beneficios. Por motivos de ética les estamos cambiando los nombres de algunos de los personajes que suministraron la información. Otros han querido que sus nombres sean divulgados para darle mayor credibilidad a sus testimonios. Queremos aclarar nuevamente lo expresado al principio del libro: los medicamentos naturales son de evolución lenta, no son como los fármacos —teofilina, penicilina, baralgina, adrenalina, aminofilina y otros—, que actúan con más rapidez y en problemas específicos.

El *Aloe vera*, aún está en estudio por los grandes laboratorios, para comprobar totalmente su efectividad y poder descubrir otras propiedades terapéuticas, antes que se oficialice su uso en Estados Unidos de América. Es posible que debido a esto, en el futuro aparezcan nuevos productos en el mercado. Es posible también, que el gel de esta planta, conjuntamente con otras sustancias naturales o bioquímicas, sea la solución de la mayoría de los problemas de salud que actualmente aquejan a la humanidad.

MEJORÍA DE UNA HERNIA HIATAL Y LIMPIEZA DEL ORGANISMO

Hernia hiatal o esofágica

Pequeño bolso, saco o protuberancia que crece a un lado del esófago (*hiatus*), y en él se alojan residuos indigestos de alimentos. Crea mucha acidez, especialmente cuando la persona come hasta llenarse o cena muy pesado. Las personas que comen de pie, con mucha rapidez y muy poca masticación, son candidatas a sufrir una de ellas con el transcurso del tiempo.

Las personas con hernias hiatales tienen que aprender a vivir con éstas, ya que regularmente se aconseja no operarlas quirúrgicammente, porque podrían volver a crecer. Sin embargo, existen algunos métodos naturistas que pueden ayudar a que se aminoren de tamaño o desaparezcan.

Entre los mejores métodos para que éstas permanezcan bajo control, se pueden citar: ejercicios lentos y bien programados, la dieta vegetariana, el comer despacio y masticar bien los alimentos, abstenerse de tomar ron, cerveza, café negro y bebidas carbonatadas, cenar ligero y practicar una armónica combinanción de alimentos. También ayudan la relajación, la concentración y la meditación, debido a que controlan el estrés y armonizan todo el sistema nervioso, respiratorio, circulatorio y digestivo.

Testimonio:

— «Hace ya varios años me diagnosticaron una hernia hiatal.* Yo no sabía que la tenía, me la descubrieron en un chequeo médico anual de rutina. El único síntoma que presentaba, era frecuente o crónico estreñimiento, que me mantenía consumiendo alimentos laxativos, y durante la noche, cuando cenaba con pizza o ciertas comidas pesadas, y me acostaba temprano, me daba acidez estomacal, especialmente cuando me llenaba demasiado, lo que también me impedía dormir bien. Lo único que me mejoraba era alguna tajada de melón o de lechoza (papaya), que comía durante la madrugada, al despertar con este tempestuoso malestar» —.

— «El médico que me trató sabía bastante del asunto, porque además de ser galeno, él también sufría de una hernia similar. Sus consejos y recomendaciones fueron excelentes: cenar muy ligero, nunca comer a llenarse, no tomar bebidas gaseosas, ni ron ni café negro. También me indicó algunos antiácidos que tomaba de vez en cuando. Al final de la consulta me dijo que evitara el excesivo consumo de salsas y condimentos fuertes» —.

— «Me informó que el estrés es el primer elemento causante de dichas hernias, del mismo modo que puede ocasionar algunas úlceras estomacales, cuyo caso no esté relacionado por bacterias. Me dijo que muchas personas la desarrollaban después de cumplir los 40 años de edad, y como éstas ocasionan mucho estreñimiento, puede crear o aumentar las hemorroides, cosa que debemos de evitar, si queremos que nuestra salud digestiva sea armónica» —.

— «Por ironía del destino, una vez llegó a mi trabajo —en ese tiempo era yo vendedor de muebles en un lugar al aire libre —, un señor, que de paso vendía productos naturales, de puerta en puerta. Estos productos eran elaborados a base de *Aloe vera*, jugo de arándanos, jugo de melocotón, jalea real, jugo de manzanas, propóleos, miel y otras sustancias naturales» —.

---

* La evidencia de que Juan sufría de esa hernia hiatal, que le diagnosticaron, fue obtenida mediante una radiografía del esófago, que le tomaron en el hospital. Antes de eso, me dijo, que primero él tuvo que ayunar esa mañana, y antes de tomarle la radiografía, le dieron a beber un líquido color blanco aguado, que tenía una apariencia lechosa. El líquido se llama *«sulfato de bario»*, y se usa para ayudar a que la lesión, úlcera o llaga, se aclare o destaque bien en la radiografía. (N. del A.)

— «De inmediato, para saciar mi cusiosidad, le pregunté que si algunos de esos productos me ayudarían a curar una hernia esofágica que padecía y el vendedor me contestó, que esa fórmula era buena para todos los problemas digestivos: — desde la dentadura dañada y encías inflamadas hasta las hemorroides, en el extremo del recto —. Le compré el contenido de un litro, de un compuesto del jugo de *Aloe vera*, mezclado con *papaína*, jugo de arándanos (cranberry) y manzanas» —.

— «Anteriormente, cuando me hablaban de tomar el jugo de *Aloe vera*, tenía cierto recelo, que hasta me repugnaba, porque no tenía la menor idea de que el jugo de dicha planta se tomara. No obstante, cuando probé dicha bebida por primera vez, me habitué fácilmente a ella, por el sabor agridulce y delicioso que me dejaba impregnado en el paladar» —.

— «Cuando tenía alrededor de 12 días tomando diariamente dos o tres cucharadas del medicamento, mañanas y noches, en 8 onzas de jugo de naranjas, noté que no sólo me había calmado los fuertes ardores de la hernia hietal, sino que también me había limpiado todo el organismo de impurezas y catarros, tanto de la nariz, garganta, los bronquios, como del sistema digestivo» —.

— «De aquí en adelante no puedo ocultar los extraordinarios efectos curativos de esta desértica planta tropical, de la cual al principio yo sentía recelo, en usar sus productos. Abiertamente, se la recomiendo a todos los que hayan tenido problemas digestivos y respiratorios como yo» —.

Juan Pérez

CURACIÓN DE UN CASO DE SINUSITIS

Sinusitis:

La sinusitis es una enfermedad, aparentemente muy difícil de curar por la vía natural. Es una congestión fuerte de los senos frontales y paranasales que en ciertos momentos produce hasta dolores de cabeza, pesadez mental, insomnio, migraña, obstrucción nasal, mareos y otros ligeros síntomas.

Además del caso de la esposa de don Federico, que leerán en este testimonio, hemos sabido de varias personas que se han curado de esta enfermedad tomando el jugo de *Aloe vera*; sin embargo, otros tratamientos naturales buenos para este asunto son los aceites del cartílago o hígado de peces. El consumo de ajo crudo o cebolla, también han probado ser muy favorables en los problemas catarrales, y últimamente, tomar el jugo fresco de piña (*Ananas comosus*). Creemos que el jugo o trozos de piña, al que se le agregan trozos de *áloe* y un poco de miel, es un óptimo medicamento casero contra todas las enfermedades catarrales crónicas. Consérvelo en el refrigerador para evitar fermentaciones.*

---

* Si a esta mezcla: *áloe*, piña y miel, se le agrega una cucharadita de semillas de linaza (*Linum usitatissimum*), sean enteras o trituradas, en batidas de frutas o sus jugos liquados, es aún más efectiva, si se toma dos veces al día. La linaza en remojo, produce un líquido viscoso o mucilaginoso, que bebido reduce el colesterol y cura el estreñimiento, pero también ayuda a recoger el catarro, flemas e impurezas del tubo digestivo y el aparato respiratorio, eliminándolas por el recto. Es muy efectiva en caso de asma, bronquitis y neumonía (pulmonía).

Una de las obras más completas sobre la sinusitis y su curación es: «*Sinus Survival: The Holistic Medical Treatment For Allergies, Asthma, Bronchitis, Colds And Sinusitis*», escrita por el doctor Robert S. Ivker en 1988, quien también sufrió la enfermedad por muchos años, y él trata de resolverla desde el punto de vista holístico o naturista.

Él señala que el medio ambiente en el cual uno vive y la calidad del aire que uno respira son de suma importancia. También habla del factor alimenticio; explica que el consumo de leche de vaca y sus derivados es altamente dañino para los enfermos con infecciones respiratorias.*

Dice que la sinusitis es una de las enfermedades infecciosas más abundantes que existen en los Estados Unidos de América: la sufre una de cada siete personas. El doctor Ivker cree que muchos catarros incurables, o problemas respiratorios infecciosos son una forma de sinusitis, pero muchos enfermos lo desconocen. Señala que según investigaciones científicas, las bacterias más comunmente responsables de causar esta enfermedad son: *Streptococcus pneumoniae*, *Hemophilus influenzae* y *Staphylococcus aureus*, de las cuales usted puede tener más información leyendo en esta obra las partes correspondientes a las propiedades antibióticas de esta planta, en las páginas 14, 15 y 16.

Testimonio

— «A mediados de 1990, mi esposa Rebeca comenzó a sufrir de una obstrucción catarral nasal o sinusitis que le impedía dormir bien a menos que ella se echara en la nariz, al acostarse, unas cuantas gotas de alguna solución descongestionante. Al ella no poder dormir bien, era una especie de tortura» —.

— «Cuando consultó a su médico sobre este asunto, ella le dijo al galeno, que creía que su caso estaba relacionado con la menstruación y el acercamiento de la menopausia. Para su enfermedad, le recetaron unas pildoritas antihistamínicas tan pequeñas como la cabecita de un alfiler, además de unas gotas nasales. Por tres años consecutivos, ambos medicamentos le traían mucho alivio, pero el problema continuaba» —.

— «Otro galeno consultado, dijo que eso era probablemente una alergia al polvo que se acumulaba en la tubería del aire acondicionado central, o por el polvo acumulado en libros y rincones de la alcoba. El segundo tratamiento no era muy diferente del primero: se trataba de píldoras, gotas nasales, y de vez en cuando, algún jarabe antihistamínico. Mi esposa estaba tan adaptada a ese problema que cuando íbamos a las farmacias a comprar gotas nasales, ella siempre escogía las de aromas que más les gustaban» —.

---

* El doctor Ivker señala que los productos lácteos tienden a espesar las mucosidades que se forman en las vías respiratorias y si uno siente la necesidad de aprovechar el calcio, puede obtenerlo al consumir otros alimentos menos ofensivos y ricos en este mineral: bróculi, col, semillas y margarina de ajonjolí (*tahini*), tofu (queso de soya), y algas marinas. (N. del A.)

— «En el invierno de 1995, con el fuerte cambio de clima en toda la Península de la Florida, a ella le dio un fuerte catarro bronquial, para el cual tomaba un jarabe expectorante. Como yo conocía las propiedades anticatarrales del *Aloe vera*, mezclado con el jugo de arándanos (cranberry), le sugerí que lo tomara mañanas y noches, aunque fuera por un mes, a lo cual ella gustosamente accedió. Nos fuimos a una tienda naturista, lo compramos y ella inmediatamente, sin ton ni son, lo comenzó a tomar» —.

— «¡A los quince días de ella estar tomando dicha bebida, ustedes no creerán lo ocurrido. Ella no sólo se curó del catarro bronquial que le afectaba, el mismo proceso de haber tomado el jugo del gel de *Aloe vera* le destapó los conductos respiratorios acatarrados. Jocosamente hablando, sucedió lo mismo que cuando uno destapa una cañería obstruída por los efectos del tiempo»! —.

— «¡Subsiguientemente, por espacio de una semana, ella entró en un proceso de descongestionamiento o de limpieza corporal. Toda la mucosidad amarillo-verdosa, pegajosa, espesa y apestosa, que estaba estancada por años, sabe Dios en cuáles y cuántos lugares de su cuerpo, salió para siempre gracias al empleo del jugo de esta maravillosa planta tropical de hojas carnosas»! —.

Federico García

CURACIÓN DE UN CASO DE ACNÉ CRÓNICO

Acné

Para muchos médicos el acné es una enfermedad de la piel cuya causa principal se debe a la irritación de las glándulas sebáceas. El exceso de grasa hace que éstas se infecten produciendo pus.

Otras causas del acné son: excesos alimenticios, platos con exceso de grasa, sal o condimentos picantes (pimienta, mostaza, ají picante, etcétera); las enfermedades estomacales, la mala digestión, causas bacterianas, el estreñimiento crónico, los trastornos de la menstruación, consumo de alimentos descompuestos, quesos fermentados, la anemia, el uso de drogas prohibidas y otras tantas situaciones adversas.[41]

La carencia de vitamina B y sus complejos (B1, B2, B3, B4, B6, y B12) es también causa de algunas enfermedades de la piel. Existe una estrecha relación entre el *Acne vulgaris* (acné) y la *Dermatitis seborreica* (caspa). Los trastornos de una pueden incidir también en la otra, debido a que ambas tratan sobre secreciones infecciosas y aceitosas, tanto de la piel como del cuero cabelludo. (Véase el Testimonio Sobre la Curación de un Caso Crónico de Caspa) , en la página 53.

Testimonio:

— «Soy una muchacha de unos 20 años de edad, que a los 17 comencé a sufrir de un crónico acné y manchas negras en el rostro que me avergonzaba de tan fea apariencia. A veces, por tiempo, me salían unas pelotitas alrededor del cuello, que según mi creencia, al exprimirlas se trataba de grasa o impurezas» —.

— «Con el fin de curarme, me embadurnaba el rostro con diferentes pomadas y cremas faciales que compraba en las farmacias, sin obtener resultado alguno. Para mí era muy preocupante, porque como usted comprenderá, toda mujer quiere lucir un rostro elegante y una buena silueta» —.

— «No en vano los grandes psicólogos dicen que «*La cara es el espejo del alma*», y a nadie le gustaría ser visto con un rostro enfermizo y débil. Ese problema facial que me aquejaba podría darle cabida a que mis amigas me juzguen como descuidada y falta de control sobre mi persona». — ¿No le parece a usted que tengo la razón? — . Preguntó —.

— «En una ocasión me encontré en una estación de trenes, con un médico naturista, experto en vegetarianismo y dietas. Lo pude detectar por unos libros que él cargaba sobre el tema. Nos saludamos, intercambiamos algunas palabras sobre la actualidad, y como el que no quiere, me habló sobre sus lecturas holísticas. El galeno venía desde Boston, Estado de Massachusetts, y estaba de vacaciones aquí en el Estado de la Florida. Aproveché la oportunidad para consultarle sobre algún medicamento bueno contra el acné» —.

— «Al principio, no me dijo que dejara de comer carnes, como me explicó posteriormente, quizás para no desorientarme, pero sí me informó que si yo quería lograr mejoría debía cortar inmediatamente el consumo de la leche de vaca y todos sus derivados: queso, yogurt, mantequilla, requesón y otros. Me sugirió que cambiara por un tiempo a leche de almendras, también soya, tofu (queso de soya) y otros derivados de esta leguminosa, si yo quería que mi rostro se aclarara» —.

— «Me dijo, que no consumiera mucho aceite en las comidas, sólo la grasa esencial, porque cuando el organismo recibe exceso de ese ingrediente, lo elimina por los poros, y el cutis, el cuello, las orejas, etcétera, son áreas muy suaves o sensitivas por donde la elimina con mayor rapidez. Me informó que la leche de vaca es un alimento ácido, que aunque mucha gente no lo comprenda, ocasionalmente, actúa negativamente en el organismo humano. Señaló que si uno cree que la necesita, lo mejor es consumirla descremada y en cantidades reducidas» —.

—«Según él, la gente que acostumbra a comer en diferentes restaurantes o fondas, o a consumir en las calles toda clase de pastelerías, alimentos chatarra, fritangas, embutidos, o algunos antojos, puede tener, a veces, este inconveniente. El famoso chocolate, que es una bebida muy rica, elaborada de los frutos tostados de una planta tropical, conocida entre los botánicos, por *Theobroma cacao*, tiene muchas veces la culpa de que algunos jovencitos o jovencitas vivan llenos de impurezas faciales. Este producto, que se elabora en muchas formas, tiene muy buen sabor, pero es también muy grasiento y a las personas con predisposición a contraer acné, o de por sí tienen una epidermis oleosa o grasosa, les hace bastante daño abusar de él» —.

— «El hígado se encarga de metabolizar las grasas y los azúcares en nuestro organismo. Cuando este órgano recibe mayor cantidad de la que puede procesar, o grasa de mala calidad, nuestro cuerpo la elimina por los poros, como si se tratara de un filtro. Hace alrededor de una década, se encontró que algunos adolescentes con diabetes infantil adquirieron la enfermedad cuando eran niños, por medio de la alimentación láctea, lo que determina que este alimento puede, también influir o afectar el páncreas. El médico me contó que conocía a una diabética cuyo rostro vivía lleno de barros e impurezas y cuando decidió eliminar la leche de vaca de su alimentación, su salud facial mejoró extraordinariamente».* —

—«Recuerdo que me dijo: — Señorita María, no sienta usted que la estoy recriminando por ser yo tan opuesto al consumo de la leche de vaca, principalmente, por su caso de acné.** Sólo quiero su bienestar. A mi personalmente me hace bastante daño, y por eso predico lo que practico. Hace años que yo eliminé ese alimento de mi dieta cotidiana» —.Dijo— .

—«Entienda usted, que ese producto es el alimento natural del becerro, no del niño. El hombre por ser más hábil, se la quitó a la vaca para utilizarla en su propio beneficio. La Madre Naturaleza es bastante sabia en su selección y rara vez comete errores. La leche del recién nacido es la que produce la madre en sus glándulas mamarias. En los países orientales existen millones de niños que han sido alimentados sin leche de vaca, y sus reservas de calcio, magnesio y otros minerales, son excelentes»... —Alegó— .

—«Me explicó que millones de personas en este mundo tanto niños como adultos, son lacto-intolerantes. En dichas personas este alimento produce reacciones adversas, tales como diarreas, enfermedades de la piel, gases, flatulencias, eructos, indigestión, alergias y hasta vómitos, entre otros. Señaló que él había leído, tratado y escuchado

---

* Según estudios, las madres lactantes que se alimentan correctamente, consumiendo muchas frutas, legumbres y cereales integrales, producen en sus senos mayor cantidad de leche materna. El beber leche de ajonjolí (sésamo), leche de almendras (horchata), comer margarina de ajonjolí (tahini), cajuil (marañón), almendras o girasol, aumenta considerablemente la producción láctea. Tomar agua de avena produce los mismos resultados. Dentro del mundo de las plantas medicinales existen algunas que tomadas en forma de tisanas, aumentan la cantidad de leche materna en madres lactantes. Como ejemplo, tenemos las siguientes: anís, comino, hinojo, perejil y albahaca. Éstas se consideran plantas galactagogas. (N. del A.)

** Es necesario uno ocasionalmente revisar su dieta. A veces no nos damos cuenta de que estamos consumiendo productos a los que somos alérgicos, intolerantes, o que tienen alto contenido en grasa, como el *ghee* (mantequilla clarificada, elaborada con leche de vaca o de búfalo), o *beurre du lait* (mantequilla de leche de vaca) que pueden fomentar el problema del acné, barros, espinillas e impurezas faciales, en nosotros, sin saberlo. Algunas culturas orientales y francesas, o sus descendientes, los usan en sus cocinas. (N. del A.)

muchos casos sobre este malestar. Indicó, que a medida que la gente se siga orientando más en cuanto a la salud y nutrición sana, lo irá comprendiendo»... —

—«Para evitar malinterpretaciones me aclaró, que es *un pecado capital* suprimir las grasas del organismo, porque el cuerpo las necesita para el buen funcionamiento del sistema celular y endocrino. Sin grasas, las articulaciones (codos, tobillos, rodillas, cuello y muñecas) no funcionarían correctamente. No obstante, jamás se le antoje a usted darle al cuerpo más de la que necesita, como le dije anteriormente. Según me contó, los científicos han descubierto que el exceso de grasa animal en el organismo, aumenta el colesterol, contribuye a la obesidad, cierra las arterias, afecta en la diabetes, crea problemas pancreáticos y contribuye a la formación del cáncer de la próstota» —.

—«El caso es, que él me recomendó cambiar la dieta láctea por otra menos dañina y me sugirió el empleo del cristal de *Aloe vera* tanto en forma de jugos, como exteriormente, aplicado al rostro, diciéndome que lograría una gran mejoría y belleza facial» —.

—«Comencé a tomar el jugo de *Aloe vera* por las mañanas y por las noches y a usar la pomada, que era la savia o jugo puro del gel de la hoja fresca, todas las noches antes de acostarme. No obstante, para ayudarme mejor, primero me lavaba el rostro con un jabón de *Aloe vera*, que había comprado en una tienda naturista —.

—«Tengo la plena certeza de que el cambiar la dieta tradicional, por una más saludable e inherente a mi sistema y usar el *Aloe vera* trajo definitivamente la felicidad a mi vida, pues ya no me volví más a avergonzar de mi anterior y estropeado rostro, que tantos malos momentos me hizo pasar. Con esa transformación estética que he experimentado, mi autoestima se elevó al cenit de mis ambiciones feministas» —.

María Veras

CURACIÓN DE CASPA Y MEJOR SUAVIDAD DEL PELO

Caspa:

Es un conjunto de escamillas blancuzcas que causa mucha comezón y se forma en la superficie del cuero cabelludo. Normalmente se trata de restos de piel muerta.

Testimonio:

— «Hace varios años yo sufría de una caspa crónica que me producía mucha comezón en el cuero cabelludo. Tenía el pelo muy endurecido y reseco debido a que sólo me lo lavaba con agua y jabón»* —.

—«En aquellos momentos esos problemas no me preocupaban tanto y los consideraba un asunto secundario. No obstante, al peinarme, siempre notaba cómo los residuos de caspa caían sobre mi cuello y hombros, que eran muy desagradables. Mis fosas nasales reaccionaban adversamente por el mal olor que despedían» —.

---

* Lavarse el cabello sólo con agua y jabón lo reseca. Lo mismo puede ocurrir si se lava el pelo con champú, sin acondicionador. (N. del A.)

— «Una vez, mientras esperaba mi turno en el consultorio de un médico, me puse a leer una revista de salud y nutrición de las que había en la sala de espera.** Casualmente, en ella se encontraba un trabajo sobre el origen de la caspa y cómo evitarla, el cual me interesó mucho» —.

— «El artículo decía que las causas de la caspa eran: tensión nerviosa, estrés, hiperactividad, carencia de vitaminas del complejo B, consumo excesivo de alimentos refinados, como azúcar blanca, galletas de trigo, pudines, pan blanco, arroz blanco, pizzas, espaguettis, bebidas carbonatadas y otros alimentos azucarados, de amplio consumo en nuestros días».* —

— «Ampliando un poco más el asunto, el autor del trabajo informaba sobre un problema similar, sufrido en una manada de cerdos que fueron sometidos a investigación. Se observó que mientras éstos eran alimentados con comidas que contenían sustancias refinadas y desvitalizadas, como las mencionadas anteriormente, desarrollaron en su piel (dermis), una escama semejante a la caspa que aparece en el cuero cabelludo de los humanos» —.

— «Cuando a éstos se les cambió la dieta, por azúcar moreno, arroz integral, melaza oscura, melao, pan integral, germen de trigo, avena integral y otras sustancias naturales, su piel se fue poniendo cada día más brillosa y suave. Definitivamente sufrieron una metamorfosis, mediante el cambio de su alimentación» —.

—«Mi esposa me había sugerido que me lave el pelo con champú y acondicionador de *Aloe vera*. Me informó que en algunas Islas del Caribe, como Puerto Rico, Cuba, Santo Domingo, Jamaica y otras, la gente acostumbra a ponerse el jugo puro del cristal (gel) de esta planta por varias horas para embellecerse y restaurar el cabello» —.

— «De ahí en adelante me lavaba el pelo con el champú de *Aloe vera*. Era necesario que cada vez que lo empleara me diera dos lavadas porque en la primera casi no hacía espuma, debido al sucio que acumula el cabello. Me ayudaba dándome masajes circulares en todo el cráneo, para la buena circulación» —.

—«Por último, después de enjuagarme el pelo me aplicaba un acondicionador elaborado a base del mismo ingrediente y grasas naturales. Este último me creaba una tremenda suavidad, manuabilidad, fortaleza y brillantez en el pelo, que se me hacía más notable al peinarme. Cuando me tocaba el cabello con las manos notaba una gran diferencia a cuando me lo lavaba con jabón y agua solamente» —.

— «Quisiera dar testimonio de que una mejor alimentación y el empleo de *Aloe vera* en el cabello me curaron para siempre de esa molesta e indeseable caspa, de la cual antes me avergonzaba. Otras de las cosas fue que en vez de lavarme el pelo

---

** El artículo se titula «*The Sweet Side of The Dandruff Problem*» y aparece en la revista estadounidense «*Prevention*», págs. 62-68, fechada febrero de 1973. (N. del A.)

* El doctor James A. Duke, en su libro, «*The Green Pharmacy*», Saint's Martin's Press, Págs. 188-191, New York, 1998, dice que uno de los mejores alimentos para combatir la caspa, es el tomar tabletas diarias de 6 miligramos de **biotina** (vitamina H). Es de opinión que las personas con caspa y seborrea crónica presentan deficiencia de esta vitamina. En inglés le dicen **biotin**, y los alimentos que más la contienen son: margarina de nueces del Brasil, soya, aguacate, ajo, avena, alfalfa, semillas de ajonjolí, maíz y habas, entre otros. (N. del A.)

diariamente, como solía hacerlo, ahora me lo lavo sólo una o dos veces a la semana con los productos de *Aloe vera* y me produce mejores resultados» —.

Juan Páez

ENCÍAS SANGRANTES Y ESTROPEADAS

Gingivitis:

La *gingivitis* es un término general con el que se designa la inflamación de las encías, cuyo sangrado es uno de los síntomas habituales. Otros síntomas incluyen infección, enrojecimiento y sabor desagradable.

Testimonio:

— «Algunas de mis encías sangraban a causa de una *gingivitis* y otras se estropeaban a consecuencia de los ganchos que sujetan dos puentes removibles que uso» —.

— «Visité al dentista para que me ajustara los ganchos de los puentes removibles y me tratara el problema de las encías infectadas. Él me indicó utilizar enjuagues bucales, elaborados con *peróxido de hidrógeno* (agua oxigenada), y otros ingredientes curativos, los cuales usé sólo por tres días, y me detuve, porque había perdido la fe y estaba indeciso, si este medicamento me podría o no curar mi padecimiento bucal» —.

— «En medio de este maremoto bucal, una pariente desde Nueva York que me visitaba me recomendó cepillarme los dientes con una pasta dental elaborada a base de *Aloe vera* y propóleos *(Propolis cera)*. * Me dijo que cualquier enjuague bucal fabricado con el gel de la misma planta podría también ayudarme a superar ese delicado problema periodental» —.

— «Basado en su sugerencia conseguí ambos ingredientes en una tienda cercana de alimentos naturistas (health food store), los cuales usaba diariamente con mucha fe. Como a los dos días pude notar un extraordinario cambio favorable en toda mi salud oral» —.

—«¡Quisiera dar testimonio de que el fortalecimiento que logré después de usar ambos ingredientes: la pasta dentífrica y el enjuague bucal, confeccionados del cristal

---

* Sustancia cérea, resinosa y estéril, que las abejas fabrican de la savia de los brotes tiernos de algunas plantas, y sirve para sellar las grietas y hendiduras de las colmenas. Ese método evita la entrada de cualquier contaminante del exterior, que dañe la producción. Se ha demostrado que el ambiente ecológico de una colmena, es más limpio y estéril que el de un quirófano o sala de operación. Al propóleo, se le atribuyen propiedades antibióticas, antifúngicas, antisépticas, antivirales, anticatarrales y desinfectantes. En inglés se le conoce como **propolis** o **bee propolis**. (N. del A.)

Tradicionalmente, para calmar el dolor de dientes y/o de muelas (odontalgia), se emplea en las caries un algodoncito empapado en **eugenol**, sustancia de efectos anestésicos y desinfectantes. No obstante, existen en el mercado enjuagues bucales confeccionados a base de canela, hinojo, menta u otros ingredientes, a los cuales le agregan el gel de *Aloe vera* para mayor efectividad. Aunque su efecto es un poco más lento, los buches también calman el dolor de muelas. (N. del A.)

El libro de Max B. Skousen, titulado: *"Aloe vera"*, del Aloe Vera Research Institute, de Cameron Park, California, 1982, publica varios reportes médicos donde informa que algunos odontólogos han usado exitosamente enjuagues bucales con el gel de esta planta, por sus buenos efectos antibióticos. Muchos de ellos la tienen como rutina en sus prácticas dentales. (N. del A.)

(gel) de *Aloe vera*, fueron sorprendentes. Creo que el *Aloe vera* posee maravillosos resultados antiinflamatorios,restaurativos, calmantes, antibióticos y cicatrizantes, que la acreditan como la planta del futuro!»-!»

Dionisio Flores

CURACIÓN DE UN CASO DE AMIGDALITIS

Amigdalitis:

Según el doctor Vander, las amígdalas son los centinelas de la garganta, ya que contienen muchas células defensoras capaces de capturar y destruir gran cantidad de microbios que entran por la boca y nariz. Estas se inflaman y se llenan de pus debido al excesivo trabajo a que son sometidas por el abundante consumo de alimentos impuros y antinaturales. Nuestro organismo vive a la ofensiva y a la defensiva respecto a las bacterias y microbios que nos circundan.

Las piezas dentales dañadas y las encías enfermas son fuentes de microorganismos infecciosos que se detienen en la garganta antes de penetrar en los riñones, hígado, apéndice, músculo del corazón, colon, bazo, y otras partes del cuerpo. La mayor parte de las veces éstos son neutralizados por el poder bactericida que genera la garganta. Por tanto, una garganta sana, significa más y mejor salud corporal.

Vander dice que las amígdalas sólo deben ser extirpadas en caso de extrema necesidad, pues las personas que son operadas de éstas son futuros candidatos a sufrir de apendicitis. Entre los vegetarianos existen menos casos de ambas enfermedades —amigdalitis y apendicitis—, que entre los consumidores de carnes y grasas animales, según él explica en su «*Enciclopedia Médica del Hogar*».[41]

Testimonio:

— «Hace muchos años se me inflamaban las amígdalas contínuamente, por lo que recurría al uso de antibióticos y gárgaras para su alivio. En una ocasión se me habló de una posible futura intervención quirúrgica, si no lograba mejoría» —.

— «Recordaba algo de cuando yo era muchacho, y mis parientes del campo mataban cerdos para alimentarnos. Cuando les cortaban la cabeza, yo notaba la gran cantidad de , impurezas y sustancias extrañas que se encontraban en su garganta como consecuencia de la alimentación a que eran sometidos. Yo pensaba que el organismo humano era algo similar al de otros animales más inferiores, pero rara vez la gente hace caso del asunto» —.

— «Mi deseo de curarme y de conocer la causa de este problema me llevó a ir a algunas bibliotecas a consultar literatura médica y enciclopedias sobre naturismo, además de buscar diferentes opiniones de la gente. De esa manera estaría en mejor disposición de afrontar mi enfermedad» —.

— «En esas investigaciones supe que las amígdalas, el apéndice y otras partes anatómicas de nuestro cuerpo, son órganos de defensa que nos previenen de que algunos microbios invadan nuestro organismo, creándonos más enfermedades. Normalmente, cuando éstos se inflaman o se enferman, es porque nuestro sistema está recargado, hasta más no poder y nos está dando un aviso sabio, al cual deberíamos ponerle mucha atención» —.

— «En un libro titulado: «*Sistema Curativo por la Dieta Amucosa*», del profesor Arnold Ehret (1866-1922), Editorial Kier, S.A., Buenos Aires, 1970, que consulté, me informé sobre los maravillosos resultados del ayuno científico o programado, lo cual puse en práctica por alrededor de un mes, para purificarme el cuerpo de sustancias flemosas o perturbadoras».* —

— «Hice mi primer ayuno un sábado, día de descanso; sólo tomé jugo natural de naranjas endulzado con miel. También hacía, dos veces al día, gárgaras de un compuesto de agua tibia, gel puro de *Aloe vera*, una pizca de sal, jugo de limón agrio y miel. Ayuné durante cuatro fines de semana, y el último ayuno de ese mes lo efectué por dos días» —.

— «A partir de ese entonces comencé a experimentar alguna mejoría, pero necesitaba una limpieza mayor, por lo que ayunaría por tres días consecutivos durante el próximo mes y limpiaría mi sistema gastrointestinal con enemas» —.

— «Como yo estaba acostumbrado a ayunar por uno o dos días, me programé para hacerlo en tres días. Escogí los tres días en que estaría de vacaciones y tranquilo en la casa. Cada vez que me daba hambre o sed, tomaba el mismo jugo de naranjas que me fue recomendado por el profesor Ehret.** Al segundo día por la noche me puse una enema del jugo hervido del cristal de la hoja de *Aloe vera*, el cual yo mismo preparaba de una hoja que había comprado en el supermercado» —.

— «Tanto los ayunos a base de jugos como las enemas y las gárgaras, empleando el *Aloe vera*, limpiaron totalmente mi sistema y redujeron la inflamación de las amígdalas enfermas, por lo que mejoré totalmente. Aquí se puede aplicar el popular refrán que reza: — «*Muerto el perro, se acabó la rabia*» —.

Luis Segura

---

* En el idioma inglés, existe el mismo libro, titulado: «*Mucusless Diet Healing System*», publicado por Ehret Literature Publishing Co., Inc., Yonkers, N.Y., 1994.

** Antes de ayunar, los enfermos deben consultar con su médico. La limpieza corporal puede producir mareos y hasta un aparente debilitamiento, mientras el cuerpo se depura y el enfermo podría malinterpretar el asunto. A los diabéticos, además de consultar con su médico, se les sugiere tomar sólo jugos naturales sin endulzar. Mi entrevistado, Luis Segura, ayunaba a base de jugo de naranjas endulzado con miel, debido a que el profesor Ehret, en casos de purificación, recomendaba jugos cítricos: naranjas, toronjas o limones, adelgazados con agua potable (nunca deben tomarse puros). No obstante, los jugos de uvas, manzanas, peras, arándanos, melocotón, parcha, melón, maracuyá (chinola), sandías, granadillo, lechoza (papaya o fruta bomba), piña (ananás) y otros, también son muy buenos. Tomar el agua de coco fresco (*Cocos nucifera*) es un buen purificador del organismo, contiene sales minerales y no rebaja de peso. (N. del A.)

CURACIÓN DE UN CASO DE ARTRITIS

Artritis:

La artritis, reumatismo, tortícolis (reumatismo del cuello), lumbargo (reumatismo de la espalda), gota y quebrantos afines tienen varias causas y formas de manifestarse. Generalmente afectan las articulaciones, ligamentos, nervios, músculos y los huesos. Es más frecuente en personas de edad avanzada, pero también la padece gente joven, a veces a causa de vivir en climas templados o húmedos.

Estas enfermedades son, básicamente, originadas o precipitadas por el sibaritismo o buena vida. Los placeres de la mesa producen acidosis y sustancias perturbadoras en la sangre. Las carnes de res, buey, cerdo, la manteca de animales, el jamón, los embutidos, carnes saladas en conserva, sesos, hígado y otras partes internas de los animales tienen mucho que ver con estas enfermedades. Estos alimentos, al igual que los postres elaborados con harina blanca o azúcar refino, producen ácido úrico. Algunas personas que desconocen ser artríticas la han sufrido al comer atún, pescado, sardinas, calamar, lambí y otros alimentos marinos.

Muchos le atribuyen el origen de esta enfermedad a la herencia de nuestros progenitores o abuelos, como también a causas auto-inmunológicas, o sea nuestras propias células, equivocadamente atacando o devorando a nuestro propio sistema. Algunos se lo atribuyen a infecciones de *estreptococos* (véase pág. 16). Otros piensan en la falta de vitaminas esenciales, etcétera. A veces, se rompe la regla del juego y uno no sabe a qué atribuírsela, de acuerdo a un caso personal que explicaré y que me sucedió muchos años atrás, mientras yo vivía en República Dominicana.

—Cuando mi padre alcanzó la edad de 35 años, yo era un muchacho de apenas 10 años. Definitivamente él sufría de un fuerte reumatismo, que le aquejaba las articulaciones de los brazos, manos , rodillas y los pies. Pienso que el caso no era muy grave, porque jamás lo vi con deformidades en estas partes anatómicas. Sin embargo, para su tratamiento, tomaba algunos remedios caseros, y vivía siempre friccionándose las coyunturas con pomadas y linimentos a base de mentol, capsaicina, ácido salicílico y otros ingredientes, que él compraba —.

— Al final de su vida murió a los 85 años, de enfermedades de la próstota y del corazón, pero ya en su vejez, jamás lo escuché quejarse de dolores reumáticos —.

—En relación a la misma situación de los dolores articulares, a mí particularmente durante mi adolescencia padecí algo similar. Durante mi juventud, probablemente a los 17 ó 18 años, me daban unos fuertes dolores en las rodillas y en los codos. El dolor en la rodillas era tan fuerte, que no me dejaba caminar bien, y lo que más me preocupaba era si los iba a sufrir durante toda una vida. No comprendo cómo los soportaba —.

— En ese entonces fui llevado al médico y me indicaron inyecciones, pastillas, y un linimento con el cual me frotaba las partes adoloridas. En eso duré alrededor de dos meses de tratamientos. Sin embargo, a medida que pasaba el tiempo, esos dolores iban desapareciendo de mi vida, hasta el santo día de hoy. Tengo 65 años de edad, y jamás he vuelto a sentir dolores articulares, excepto cuando he dormido en una mala posición, algo que desaparece al levantarse al uno levantarse cuando el cuerpo se calienta por medio del ejercicio rutinario —.

—He pensado acasionalmente que se trató de dolores musculares, y no artríticos propiamente. Los actuales tiempos modernos son otros. De modo que en el presente es más fácil diagnosticar con más precisión estas dolencias o enfermedades, desde el punto de vista clínico —.

Testimonio:

— «Hace un par de años, a mí me daban unos dolores reumáticos en las articulaciones, que en algunos momentos me dejaban sin fuerzas. A veces, cuando me levantaba bien temprano, sentía que el dolor era más intenso» —.

— «Para despejar mi mente, que no se trataba de la cama donde dormía, cambié el colchón por uno ortopédico, bastante firme. No obstante, los dolores articulares continuaban, pese a que también tomaba calmantes y me friccionaba con ungüentos antiartríticos» —.

— «Siempre notaba, que me daba más dolor en las rodillas que en los brazos, por lo que cuando tenía que agacharme para recoger algo del suelo, lo pensaba dos veces. Los dolores de las articulaciones me aumentaban cuando se aproximaba el frío invierno, durante los días lluviosos, o cuando estaba en lugares muy húmedos, o pantanosos» —.

— «Mi médico de cabecera me dijo, que si yo quería curarme radicalmente tendría que modificar un poco mi dieta, porque las carnes rojas eran muy dañinas para los artríticos. Opinaba que si cambiaba mi alimentación por carnes blancas y muchas frutas, hortalizas y verduras, existía la posibilidad de alejar aún más la enfermedad de mi cuerpo».* —

— «Yo soy una persona muy habituada a seguir una alimentación rica en alimentos de origen animal, como también de muchos almidones, raíces feculentas, y pastas; soy una eterna devota del pan blanco, que me gusta hasta la sepultura. Sin

---

* Se refería a las carnes de aves y pescado que contienen poca cantidad de ácidos y son menos dañinas que las carnes rojas. Existe una artritis autoinmunológica muy fuerte que es consecuencia de una deformidad en la tiroides, y llaman «*Enfermedad de Hashimoto*». (N. del A.)

embargo, si es por el bien de mi salud, estoy dispuesta a realizar algún sacrificio para cambiar mis viejos hábitos alimentarios, cueste lo que cueste» —.

— «Una amiga me sugirió que siguiera la dieta que me recomendó el médico, pero también me dijo que yo tenía la medicina en mi casa. Se trataba de una planta de *Aloe vera* que existía en el fondo del patio, la cual yo había sembrado como ornamental, en una pequeña isleta, junto con algunos cactus y otras plantas suculentas, sin jamás yo sospechar que ésta fuera tan medicinal» —.

— «Las intrucciones fueron las siguientes: — «Coge una hoja de *Aloe vera* bien lozana pélala bien y sin lavar, córtala en pedacitos y échala en un frasco de cristal; agrégale el contenido de una botella de **Agua de Florida*® de siete (7) onzas y media y luego colócala en un lugar oscuro por una semana y agítala de vez en cuando, hasta que los ingredientes se mezclen bien. Luego frótate diariamente las partes adoloridas con este linimento casero, y ya verás los resultados.+ —Así terminó el diálogo con mi amiga —.

— «Para ayudar aún más, en mi curación, me aconsejó también que tomara el gel o jugo de esta planta dos veces al día, para una mejor y mayor purificación de mi organismo. Me fui a una tienda de alimentos naturales (health food store) y me compré un frasco de 32 onzas de gel puro de *Aloe vera*. Se trataba de una sustancia emulsionada que yo mezclaba con jugo de manzanas y tomaba diariamente por la mañana y por la noche» —.

** Se puede comprar en cualquier farmacia, botánica, o tienda de descuentos. Es un producto muy viejo, que originalmente fabricaba la firma Murray & Lanman; ahora la fabrica la firma Lanman & Kemp Barclay & Co. Su nombre en inglés es *Florida Water* . (N. del A.)

+ Otra forma de contrarrestar la artritis es consumiendo más alimentos neutralizantes de la acidez, también conocidos por alcalinizantes. Entre los más comunes podemos citar: las naranjas, limones, toronjas, mandarinas, ajo, cebolla, berro, rábanos, nabos, escarola, espinaca, calabaza, calabacín, fresas, moras, arándanos, cerezas, peras, lechoza o (papaya), acerolas, granadillo, parcha, maracuyá (chinola), piñas, coliflor, bananas, melón, bróculi, pepinos, granadas, nabos, remolachas, nísperos, uvas, manzanas, melocotones, guanábanas, zapote (mamey colorado), chirimoya, anón y mangos, entre otras. (N. del A.)

Durante nuestros días, está muy de moda la **apirofagia** (consumir más alimentos crudos o naturales, sin la necesidad del fuego), como un medio de combatir algunas enfermedades crónicas —a veces hasta incurables para la ciencia—. Cada vez más, muchos actuales libros hablan sobre **crudivorismo**, versus fuego. Innumerables trabajos, se leen más a menudo en la prensa escrita, sobre este tema. La Corporación Vita-Mix®, de Cleveland, Ohio, fabrica unas liquadoras de mucha fuerza y velocidad, en las cuales usted puede confeccionar jugos crudos, helados de frutas, sopas crudas y otros alimentos, que usted puede consumir hasta con algunas de sus partes asimilables (ciertas cáscaras, semillas, tejidos, fibras, gajos, etc.), y que uno a veces por ignorancia desecha. Son más saludables, mejor asimilables, depuran el organismo, forman un mejor bolo alimenticio, acortan el tiempo del tránsito de los alimentos por el tubo digestivo, son menos putrefactos y contienen muchas fibras, ácidos gástricos y enzimas digestivas. Al preparar sopas de ingredientes vegetales crudos, el aparato gira a tanta velocidad, que calienta ese alimento en unos cuatro o cinco minutos de operación, dejándolo listo para su inmediato consumo. (N. del A.)

Generalmente, me gustan mucho estas sopas, y uno puede darle buen sabor echándole un cubito concentrado para sopas. Pero les aconsejo que los compre en la tienda naturista (health food store), porque están confeccionados de ingredientes naturales o más saludables —vienen también sueltos en mayor cantidad en potes de 8 onzas, que usted puede usar por cucharaditas—. En relación a ajos, cebolla, berro, chiles (ajíes picantes) crudos, les aconsejo que los usen en cantidades moderadas, porque abusar de éstos, les podría ocasionar ardor estomacal. (N. del A.)

— «Efectivamente, al cabo de un mes los dolores de mis pies, coyunturas, músculos y manos, se alejaron lentamente de mi cuerpo. Creo que el *Aloe vera*, como remedio casero, es una bendición de la Madre Naturaleza, y otras amas de casa, como yo, deben de conocer los buenos beneficios que aporta a la salud de nuestros huesos y articulaciones, como al bienestar de toda la familia, en general» —.

Norma Fernández

CURACIÓN DE UN CASO DE FUERTES QUEMADURAS PRODUCIDAS POR EL SOL

Testimonio:

— «La compañía para la cual yo trabajaba, gratificó a sus empleados con un viaje de un día, en un crucero, partiendo desde el puerto de Miami, en el Sur de la Península de la Florida, hasta penetrar mar adentro. Asistió un compañero nuestro de labores de nacionalidad española que disfrutó muchísimo del paseo, pero fue un desafortunado en cuanto a lo que le voy a contar» —.

— «Mi amigo permaneció en un área del barco desprovista de techo, tomando baños de sol, y se quedó dormido, por lo que su cuerpo y rostro sufrieron fuertes quemaduras. Una de las razones por la cual dichas quemaduras lo afectaron enormemente fue porque él no se puso en su piel, crema protectora antes de asolearse» —.

— «Con el fin de curarse, se embadurnaba el rostro y otras partes de su cuerpo con diferentes cremas y lociones que les recomendaban, por lo que se pasó unos cuantos días con dicha afección sin experimentar mejoría alguna» —.

— «Mi ex novia era una rubia estadounidense a la que le gustaba asolearse en las playas, cada vez que tenía la oportunidad, pero cuando se quemaba un poco la piel, buscaba las hojas de *Aloe vera*, sacaba el jugo puro del gel y se lo untaba en todas las partes que habían estado expuestas al sol, por lo que cuando vi a mi compañero de trabajo con este problema recordé inmediatamente la terapia que ella utilizaba» —.

— «Le recomendé al gallego* que hiciera lo mismo que mi ex novia, por lo que éste se aplicó en su piel el gel puro de las hojas peladas de *Aloe vera* por los dos días del fin de semana. ¡El lunes siguiente, cuando nos vimos nuevamente en el trabajo, tanto él como yo, y los que lo habían visto quemado, nos quedamos atónitos. Las quemaduras se esfumaron, y parecía como si nada le hubiera sucedido!» —.

— «Eso me demuestra, una vez más, que el *Aloe vera* es una planta potente de propiedades antiinflamatorias, antibióticas y regenerativas de la piel, que vale la pena divulgar abiertamente sus acentuados beneficios curativos» —. John González

---

* Natural de Galicia, una región de España. (N. del A.)

MEJORÍA DE UN CASO DE ASMA

Asma Bronquial:

El asma es una enfermedad alérgica muy frecuente a nivel mundial, que se ha duplicado durante los últimos 30 años. El asma bronquial se ha convertido en un tremendo *"dolor de cabeza"* tanto en Norteamérica como alrededor del mundo.

La sufren unos 18 millones de estadounidenses y las muertes anuales llegan a 5,000 enfermos promedio. Una de las causas a la que se le atribuyen son: los factores ambientales, como el polvo casero, gases tóxicos, monóxido de carbono, pólenes, semillas y pajas de algodón o de café, humo de cigarrillos, soya, higuereta (ricino), cacao, restos de hongos y esporas, pelo de animales y residuos de ratones, cucarachas y ácaros microscópicos, entre otros.

También existen razones alimenticias, como el consumo de leche, queso, trigo, chocolate, fresas, huevos, maní (cacahuete), semillas de cajuil (marañón), mangos, guineos maduros, apio, granos de habichuelas, semillas de girasol, etcétera, que pueden desencadenar ataques de asma o rinitis alérgica, especialmente en enfermos genéticamente predispuestos con el factor de inmunoglobulina tipo "E" (IgE), en sus componentes sanguíneos, de acuerdo con los alergistas.

Existe un tipo de asma que es inducida por el consumo de la *aspirina*, y sobre la cual hay muchos casos documentados, como el de Timothy Brookes, un escritor y periodista inglés, autor de «*Catching My Breath: An Asthmatic Explores His Illness*», Vintage Books, N.Y., 1995, donde expone ampliamente todas sus agonías y sufrimientos, respecto a esta enfermedad. Otro caso es el de Suzanne McCarthy, una enfermera de Massachusetts, EE. UU., cuyo caso aparece publicado en la Revista Prevention, bajo el título «*Case Of The Out-Of-Control Wheeze: A Mystery Story For Anyone With Asthma*», Págs. 125-128, abril, 1996. La aspirina contiene un ingrediente llamado *ácido aceltisalicílico* (ASA), de efectos antipiréticos, antireumáticos y calmantes. Se estima que de cada cinco asmático, uno es alérgico a la aspirina. Para más detalles, véase páginas 13 y 25.

El asma está también relacionada con situaciones patológicas de la mente subsconciente. Un susto, una ansiedad, deseos reprimidos, gimnasia brusca, recibir una mala noticia, etcétera, pueden desencadenar un ataque asmático en enfermos predispuestos. Por eso se dice que en ella hay algo de psicosomático, o de psicógeno. En estos casos, es conveniente recurrir a la hipnosis o la psicoterapia. Las técnicas del yoga, ayudan mucho, mediante prácticas respiratorias y avanzados ejercicios de meditación.

Los olores a la manzanilla, a los crisantemos, como también a la *piretrina* (ingrediente vegetal que sirve para fumigar), pueden también desencadenar ataques asmáticos. En fin, es una enfermedad de condiciones múltiples, que afecta diferente e individualmente a cada uno de los enfermos que la padecen.

Testimonio:

— «Quisera compartir, los beneficios que recibí del *áloe* en un momento de mucha necesidad. Hace unos meses tuve un ataque de asma muy fuerte y se me habían terminado los medicamentos. Mi madre, sabía por tradición que el *Aloe vera* era una planta de fuertes propiedades anticatarrales y antiflogísticas. Ella cogió un par de hojas frescas, las peló, extrajo el gel y lo redujo a líquido, luego lo echó en el vaporizador eléctrico, y esas fueron las emanaciones que respiré o inhalé, en la habitación por toda la noche» —.

— «Antes de dormirme, ella me puso un poco de aceite de ricino en el pecho, cogió otro par de hojas, extrajo el cristal (gel), los mareó en el fuego, y me los colocó bien calientico en el pecho, cubriéndolo y amarrándolo bien con un paño de lana, para que retuviera el calor» —.

— «Tanto los vapores del *Aloe vera*, como los emplastos calientes de este ingrediente, me trajeron mucho alivio, y descongestionamiento bronquial, por lo que esa noche pude dormir perfectamente bien. Al día siguiente, busqué una terapia más avanzada, que me acabara de desensibilizar».* —

Alejandro Villa

Comentarios en Relación a Este Asunto

— Yo creo, con toda sinceridad que el futuro del *Aloe vera* va mucho más allá de lo que se le conoce en la actualidad. Lo que sucede es que su investigación no ha sido lo suficientemente exhaustiva, y por tanto, no ha trascendido los límites de las necesidades humanitarias. Existen intereses muy poderosos y lucrativos detrás de otros fármacos, que acaparan la mente de los grandes investigadores en el área de la salud, por lo que en el mundo Occidental no se le ha podido, o querido dedicar más tiempo y recursos al estudio de esta planta —.

— Las investigaciones soviéticas de los *estimulantes biogénicos*, así como la de los alemanes y japoneses sobre el *germanio orgánico*, y la de los estadounidenses sobre las *propiedades antibióticas* de esta planta, dejan mucho que desear, si seguir o no investigando con más profundidad el tema. Pienso que vale la pena realizar estudios más profundos hasta llegar al meollo de su contenido —.

---

* Una señora residente de Miami, en el Sur de la Península de la Florida, que tiene a su hijo asmático en tratamientos con un médico naturópata, me informó que cuando él tiene catarros o crisis asmática ella llena de jugo de *Aloe vera*, la mascarilla del dispositivo conocido como «*Pulmo-aide®*», lo conecta a la corriente, le hace aspirar los vapores y con eso logra mejoría sin necesidad de usar fármacos fuertes. Tiene tanta fe en este remedio casero, que se lo recomienda a todo el que tiene este tipo de problemas. Dice que para que funcione bien debe filtrar el líquido del *áloe* en un pedazo de tela, o comprar el jugo puro cristalino ya preparado. Tanto el mencionado aparato, o cualquier otra marca similar, proporciona los mismos resultados y el enfermo logra mejoría mediante la aspiración de sus vapores. (N. del A.)

Precaución: Aspirar los vapores de *Aloe vera*, es sólo una alternativa holística, pero en ningún momento, este remedio casero, sustituye otros fármacos más fuertes, que han sido ya probados, y que ofrecen alivios inmediatos y seguros, en caso de asma, o apretamientos del pecho. (N. del A.)

— Actualmente, los fármacos que se utilizan para el tratamiento del asma son los siguientes: antihistamínicos, jarabes expectorantes, broncodilatadores, aerosoles, inyecciones antiflogísticas, vacunas, cortisonas, esteroides y otros —.

— También se está utilizando en el tratamiento, la medicina «*homeopática*», cuyo principio reza que lo semejante se cura con lo semejante *(similia similibus curantur)*. Por ejemplo, la fiebre del heno, o rinitis alérgica, la curan con extracto de cebolla roja *(Allium cepa)*. Cuando uno pela y corta una cebolla, ésta produce estornudos, lagrimeos y hasta escozor en la garganta, síntomas similares a los de la fiebre del heno. En el asma bronquial, se emplea la ipecacuana *(Cephaelis ipecacuanha)*, una planta nativa del Brasil, cuya raíz posee efectos eméticos (vomitivos) y en forma de cocimiento o el extracto, se ha usado en caso de envenenamientos, para inducir el vómito. Los efectos convulsivos, producidos en el cuerpo, por la raíz de esta planta, son semejantes a los paroxismos asmáticos —. [44]

— La Administración de Alimentos y Medicamentos de Estados Unidos de Norteamérica (FDA) admite la medicina homeopática y la consideran en el mismo concepto que las vitaminas. Estas medicinas son vendidas sin recetas, por las tiendas naturistas en forma de jarabes, pastillas, pomadas, cremas, ungüentos y colirios, etc. No obstante, la homeopatía es una ciencia bien profunda, y existen médicos graduados que la practican —.

—El *Aloe vera* tiene una forma de actuar similar al sistema homeopático. Los soviéticos lograron aislar en sus vapores, gran cantidad de *ácido salicílico*. Este ácido es similar al *ácido aceltisalicílico*, contenido en la aspirina, que como ya explicamos previamente, es causa de este tipo de problema en uno, de cada cinco asmáticos aproximadamente, por lo que al usar *áloe* en estos casos, estaríamos curando lo semejante con lo semejante —.

—Como ya hemos mencionado, esta planta sirve hasta para curar la sinusitis, una enfermedad muy difícil de erradicar, por los métodos convencionales. Además, debemos recordar que los soviéticos han usado los vapores de esta planta hasta para curar la tuberculosis pulmonar* y otras enfermedades respiratorias fuertes. Desde luego, en ese tiempo no existía la vacuna antituberculosa, conocida por *Bacilo Calmette-Guerin* (BCG), cuyas masivas inoculaciones han contribuído a la desaparición de la enfermedad de muchos lugares del planeta—.

Analizando exhaustivamente el contenido de esta obra, las experiencias obtenidas de las diferentes fuentes investigadas y los diversos testimonios sobre curaciones que aparecen en la misma, hemos concluído, que el **Aloe vera,** podría formar parte de muchos medicamentos antiasmáticos, antigripales, anticatarrales, antibióticos, antisépticos, antivirales, veterinarios, digestivos, desintoxicantes, antiartríticos, calmantes y otros, que en la actualidad podrían ser útiles, en beneficio de la humnidad.

---

* Enfermedad pulmonar inflamatoria, infecciosa y contagiosa, ocasionada por un bacilo conocido por *Mycobacterium tuberculosis.* (N. del A.)

CICATRIZACIÓN DE LA HERIDA DE UN PERRO

Testimonio:

— «Mi perro es para mí como mi vida. Cualquier cosa que a él le suceda, a mí me afecta. Se llama Trosky, y lleva alrededor de doce años viviendo con nosotros. Hace poco estuvo sufriendo de unos hematomas en una oreja, por lo que lo llevé al veterinario, para que lo evaluara y le recetara algún tratamiento» —.

— «El galeno dijo que esa enfermedad requería una intervención quirúrgica, ya que el hematoma estaba muy endurecido y cruzaba por éste una vena muy importante, poniendo en peligro la vida del perro. Hicimos la cita para operarlo dos días después. La operación fue todo un éxito, y me llevé a mi animal a casa para su recuperación» —.

— «Pocos días después llamé al médico para comunicarle mi deseo de ponerle a Trosky manteca de cacao en la herida, para que su cicatrización fuera más rápida y le dejara menos marcas visibles.* El veterinario me explicó que aunque la idea era buena, se lograban mejores resultados si le aplicaba diariamente el gel fresco de *Aloe vera* en la herida. Me dijo que el cristal (gel) de las hojas de esta planta posee poderes bactericidas, astringentes, calmantes y cicatrizantes, razón por la que la ciencia médica la está usando actualmente con muy buenos resultados» —.

— «Me fui a una tienda naturista y compré un frasco del gel emulsionado del producto, que aplicaba a mi perro hasta dos veces al día. Quiero dar testimonio de que el empleo del *Aloe vera* como medicamento alternativo, es una de las grandes maravillas que nos ha dado la Madre Naturaleza» —.

John Meneses

EXTRAÑA CURACIÓN DE DIABETES CON DEPENDENCIA DE INSULINA

El siguiente caso me lo contaron mientras yo investigaba las diversas curaciones realizadas con esta planta. Aunque no puedo afirmarlo como tampoco negarlo, la anécdota parece interesante, y creo que como noticia, no existe algo de negativo en divulgarla, aunque sea por puro entretenimiento.

Testimonio:

— Una joven estadounidense, conocida por Jackie, residente de Miami, en el Sur de la Península de la Florida, me confesó que su madre era una diabética, cuya enfermedad estaba tan avanzada que tenía que inyectarse insulina hasta dos o tres veces al día. Aunque Jackie no vivía con ella, a veces ésta venía a la casa y le ayudaba en algunos menesteres. El esposo de la madre, quién era el padrastro de la

---

* La manteca de cacao (*Oleum theobromatis*), es la grasa que se obtiene de las semillas tostadas del árbol del cacao. En medicina se usa para fabricar supositorios y se aplica en la piel para suavizarla. Dermatológicamente también se usa para quitar algunas manchas en caso de heridas o rasguños. (N. del A.)

muchacha, sufría de una aguda asma bronquial, por lo que regularmente asistía al departamento de emergencias del hospital más cercano, para tratamientos, cuando el caso lo requería. Le contó su padrastro a su madre, la siguiente historia, la cual me fue luego revelada por su hija Jackie —.

Voz de padrastro:

— «Una mañana bien temprano, en que yo vine al Hospital Palmetto, en Hialeah, en el Sur de la Península de la Florida, esperaba mi turno en la sala del departamento de emergencias, debido a una crisis asmática que padecí. Estaba tan agotado, que de repente, me quedé dormido profundamente y en sueños, vi entrar una señora alta, de fisonomía india oriental, vestida con sari blanco, un turbante y calzaba sandalias de piel. En su aspecto visual, parecía una médica rural o una extraña enfermera» —.

— «Me saludó como si nos hubiéramos conocido antes, y se   sentó a mi lado. Sus radiaciones de paz y de amor, me trajeron instantánea mejoría en mi caso de asma. Al poco rato, me preguntó en tono afirmativo: — ¿Además de su quebranto, su esposa que está ahora en la casa, también está muy enferma? —. ¿No es cierto?... — Le contesté afirmativamente, y me dijo que ella iba a mejorar si tomaba durante un mes, el siguiente medicamento. — Me pidió que era muy importante, y lo anotara por escrito, para que no se me olvidara —. Me dijo, con mucha seguridad: — _**Cápsulas de Aloe vera**_. — Así terminó nuestra conversación, mientras me encontraba en estado de profunda somnolencia» —.

— «Siguió narrando mi padrastro, dijo Jackie.» — «Por un corto rato me separé de la visitante. De repente, salí al frente a tomar un poco de aire puro por unos minutos —. ¡Al entrar nuevamente para sentarme en el mismo lugar que había estado antes, noté que la enigmática mujer desapareció sin dejar huellas. Nunca la ví salir. La busqué insfructuosamente a diestro y siniestro, por todas partes. Me encogí de hombros, y me entraron escalofríos, al ver lo rápidamente que ella se esfumó. El susto fue tan grande que me desperté abruptamente, olvidé mi enfermedad, y regresé al hogar!... — Pensaba en mis adentros , que se trataba de un personaje del más allá que se había materializado ante mi estado somnoliente, para revelarme un mensaje esperanzador». — Así terminó la narración del padrastro de Jackie — ...

— Me dijo Jackie, que al cabo de un mes, de su madre haber tomado las mencionadas cápsulas de _Aloe vera_, tal como le fue recomendado por la extraña señora, los resultados fueron tan beneficiosos, que el mismo médico que la trataba, se sorprendió de tan favorable recuperación y de la reducción en la dependencia de tanta insulina, de la cual ella era una asidua consumidora. La madre de Jackie, aún siguió viviendo, pero su padrastro poco después, como a los dos años de este acontecimiento, aunque había mejorado mucho del asma que padecía, murió de una pulmonía —.

Comentarios en Relación a Este Caso

Las apariciones de personajes avanzados espiritualmente son posibles, porque los diferentes libros sagrados las mencionan, o dan testimonio del asunto. Cualquier entidad de esa naturaleza, residente en los planos superiores, o aún en el mismo planeta tierra, puede transfigurarse antes nosotros, durante el sueño profundo, cuando dormimos, o puede también durante la vigilia, proyectar su cuerpo astral, antes nuestra mirada, como si se tratara de una aparente o imaginaria imagen de carne y huesos.

Casi siempre, las veces que sucede es para pronosticarnos algo, darnos algún mensaje, o para transmitirnos algunas enseñanzas. En la India existen muchos casos de proezas realizadas por los grandes Maestros de los Himalayas, donde se han materializado en diversas ocasiones, para ayudar a sus discípulos en el aceleramiento de su evolución espiritual. Algunos de estos casos, de similares propiedades son citados en la «*Autobiografía de un Yogui*», del Maestro Paramahansa Yogananda (1893-1952).

Las personas que naturalmente están dotadas del don de la clarividencia, clariaudiencia, de facultades paranormales, o tienen desarollada la visión psíquica (el tercer ojo), pueden conscientes y fácilmente, pernotarse con claridad, de estas extrañas apariciones.

FIN

Apéndice

GLOSARIO DE ALGUNOS TÉRMINOS MÉDICOS
EMPLEADOS EN ESTA OBRA

Afrodisíaco: Medicamento que tomado, estimula o aumenta el trabajo de los órganos procreativos.

Analgésico: Medicamento que sirve para calmar el dolor. Es sinónimo de calmante.

Antialérgico: Medicamento que tomado, o aplicado en la piel, sirve para contrarrestar el mal efecto de las alergias.

Antialopecíaco: Medicamento que, aplicado al cabello, lo fortalece y evita su caída.

Antiartrítico: Medicamento que cura o evita el desarrollo del ácido úrico en el organismo. Artritis, reumatismo y ácido úrico son la misma cosa. Antiartrítico es sinónimo de antireumático.

Antiasmático: Medicamento que tomado, inyectado o inhalado, ayuda o contribuye al alivio de los ataques asmáticos.

Antibiótico: Medicamento o sustancia capaz de paralizar el desarrollo de ciertos microorganismos patógenos.

Antiblenorrágico: Medicamento que sirve para tratar o curar la gonorrea.

Anticancerígeno: Medicamento o sustancia que controla o evita el desarrollo de tumores malígnos.

Anticatarral: Medicamento que cura o alivia el desarrollo del catarro o flema.

Anticefalárgico: Medicamento o sustancia que sirve para regular, controlar o curar el dolor de cabezas.

Antidiabético: Medicamento que tomado ayuda a disminuir la cantidad de azúcar (glucosa) en la sangre. También contribuye al buen funcionamiento del páncreas.

Antidiarreico: Medicamento capaz de atajar, disminuir o neutralizar las evacuaciones excesivas o sucesivas (el áloe contiene tanino y ácido cinámico —relacionado con la canela—, que son ingredientes astringentes, pero actúan moderadamente en este caso).

Antiescorbútico: Medicamento que sirve para curar el escorbuto. Una enfermedad ocasionada por la carencia de vitamina C, y provoca gingivitis hemorrágica, llagas en la boca y hemorrágias cutáneas.

Antifúngico: Medicamento o sustancia que evita o controla el desarrollo de hongos bacterianos. Es sinónimo de Antimicótico.

Antihelmíntico: Medicamento que ayuda a la expulsión de los gusanos intestinales.

Antihistamínico: Medicamento que contrarresta los efectos farmacológicos de la histamina (proteína).

Antiinflamatorio: Medicamento que empleado, evita el abultamiento de algunos tumores.

Antipirético: Medicamento eficaz contra la fiebre. Son antipiréticos las compresas frías, la aspirina y la quinina.

Antituberculoso: Medicamento que previene o cura la tuberculosis.

Antivenéreo: Medicamento que sirve para curar las enfermedades infecciosas del sistema genitourinario.

Antiviral: Medicamento que sirve para combatir los malos humores del cuerpo.

Aperitivo: Medicamento o bebida que sirve para abrir el apetito.

Astringente: Medicamento o alimento que contrae los tejidos.

Bacteriostático: Medicamento que detiene el crecimiento y multiplicación de las bacterias.

Béquico: Medicamento o agente utilizado contra la tos. Es sinónimo de Antitusivo.

Calmante: Medicamento que disminuye o hace desaparecer el dolor o malestar.

Catártico: Medicamento de efectos purgantes, que limpia el organismo sin producir daños secundarios en las paredes intestinales.

Cefálico: Medicamento que se emplea para aliviar o curar el dolor de cabeza. Es sinónimo de Anticefalárgico.

Cicatrizante: Medicamento que cicatriza heridas y llagas.

Coagulante: Medicamento que sirve para coagular o solidificar líquidos, especialmente la sangre.

Colagogo: Medicamento que sirve para estimular el hígado, y mejorar su funcionamiento.

Colirio: Medicamento o compuesto que sirve para tratar las enfermedades de los ojos.

Depurativo: Medicamento que purifica los humores, y principalmente, limpia la sangre.

Dermatológico: Medicamento que favorece en las enfermedades de la piel.

Descongestionante: Medicamento que sirve para descongestionar el catarro de las vías respiratorias, senos frontales, y otras partes del cuerpo.

Detergente: Medicamento que sirve para limpiar llagas y heridas.

Digestivo: Medicamento que ayuda a la digestión. También se aplica al medicamento que sirve para promover y sostener la supuración de las úlceras y heridas.

Diurético: Producto que sirve para aumentar el flujo de la orina.

Emenagogo: Sustancia que tomada, provoca o facilita el flujo de las menstruaciones suspendidas, escasas o difíciles.

Emoliente: Medicamento que sirve para ablandar una dureza o tumor.

Estomáquico: Medicamento que ayuda al estómago.

Estomático: Medicamento que cura las enfermedades de la boca.

Expectorante: Medicamento que hace expectorar, es decir, que permite arrojar y escupir las flemas y secreciones que se depositan en la faringe, laringe y los bronquios.

Febrífugo: Medicamento que tomado ayuda, produce, o acelera los procesos febriles.

Fungicida: Sustancia que destruye, controla o evita el desarrollo de hongos.

Hemostático: Medicamento o agente que se emplea para detener una hemorragia.

Hipotensor: Medicamento que sirve para bajar la alta presión sanguínea. También reduce los niveles de colesterol.

Laxante: Producto que sirve para facilitar la evacuación del vientre.

Melífera: Planta de cuyas flores las abejas fabrican miel.

Mucolítico: Medicamento capaz de disolver, reducir o liquidar la mucosidad espesa.

Mucoquinético: Medicamento capaz de facilitar la expulsión del catarro de los pulmones.

Nutritivo: Medicamento o sustancia, que por su alto contenido en vitaminas, minerales, aminoácidos y otros elementos afines se emplea como alimento.

Pectoral: Generalmente se aplica a los remedios útiles para el catarro bronquial.

Purgante: Medicamento que se toma para evacuar los intestinos. Su efecto es más fuerte que el laxante.

Reconstituyente: Medicamento que tiene la virtud de reconstituir, devolviéndole a la sangre sus condiciones normales. (NOTA: Tanto rusos como alemanes confeccionan un jarabe de áloe con hierro (*sirupus aloes cum ferrum*), que utilizan para curar la anemia infantil y otras enfermedades de deficiencia sanguínea).[45]

Refrescante: Medicamento o bebida que tiene la virtud de reducir el calor del cuerpo.

Repelente: Sustancia que una vez aplicada, auyenta las moscas, mosquitos, pulgas y otras plagas dañinas. En este caso se emplea el acíbar o sustancia amarga.

Rubefaciente: Sustancia que produce rubor, calor o enrojecimiento de la piel. Se aplica a los medicamentos que producen alteración de la circulación sanguínea.

Sinérgico: Medicamento o sustancia, cuya suma de todos sus componentes, actúan juntos, en beneficio de una enfermedad.

Tónico: Medicamento o bebida que entona o vigoriza. Es sinónimo de Reconstituyente.

Veterinario: Medicamento que sirve para curar enfermedades de los animales. Este término también se utiliza para designar a los doctores de animales.

Vulnerario: Medicamento que cura llagas, úlceras y heridas.

OTRAS LITERATURAS CONSULTADAS:

(1) Álvarez González, Dr. Pedro, *"Yerbas Medicinales: Cómo Curarse Con Plantas"*, Pág. 60, Talleres de la Editorial "El Libro Español", México, D.F., 1957.

(2) Bonet, Daniel, Dr. , *"Aloe Vera, la Medicina del Desierto"*, Revista Ser, Págs. 74-75, Año 2, Vol. 4, , Editorial América Ibérica, S.A., Madrid, España, julio, 1996.

(3) Brutus, Timoleon C. & Pierre-Noel A.V.., *"Les Plantes et Les Legumes D'Haiti Qui Guerissent"*, Tome 11, Imprimerie De L'Etat, Port-Au-Prince, Haití, 1960.

(4) Buist, Robert, *"Food Intolerance: What it is & How to Cope With it"*, Págs. 32-33, Prims Alpha, Ltd., San Leandro, California, 1984.

(5) Coats, Bill C. & Ahola, Robert, *"The Silent Healer: A Modern Study of Aloe Vera"*, 2da. Edición, Forever Living Products, Texas, 1984.

(6) Crea, Pedro, *"Aloe-Sábila: Manual Práctico y Clínico"*, Ediciones Continente, 1ra. Edición, Buenos Aires, Argentina, 1995.

(7) Dastur, J. F., *"Useful Plants of India & Pakistan"*, D.B. Taraporevala Sons & Co., Bombay, India, 1977.

(8) Dreisbach, Robert H., M.D., Robertson, William O., M.D., *"Handbook of Poisoning, Prevention, Diagnosis & Treatment"*, 12th Edition, Pág. 438, Appleton & Large, East Norwalk, CT, 1995.

(9) Fisher, Jeffrey A., M.D., *"The Plague Makers: How we are Creating Catastrophic New Epidemics-And What we Must do to Advert Them"*, Simon & Schuster, New York, N.Y., 1994.

(10) Font Quer, Dr. Pío, *"Plantas Medicinales: El Dioscórides Renovado"*, Pags. 884-886, 2da. Edicion Editorial Labor, S.A., Barcelona, España, 1973.

(11) Gage, Diane, *"Aloe Vera: El Más Poderoso Remedio Natural"*, Editorial Edaf, S.A., Madrid, España, 1996.

(12) Germosén Robineau, Lionel, *"Hacia Una Farmacopea Caribeña"*, Edición Tramil #7, Págs. 36-37, Editora Enda Caribe, UAG & Universidad de Antioquía, Santo Domingo, 1995.

(13) Grieve, Mrs. M., *"Modern Herbal"*, Vol. 1, Págs., 26-29, First Dover Edition, Dover Publications, Inc., New York, 1971.

(14) Gottied, Bill, *"New Choices in Natural Healing"*, Pág. 543, Editor of Prevention Magazine, Rodale Press, Inc. Emmaus, Pensylvania, 1995.

(15) Heinerman, John, *"Aloe Vera, Jojoba and Yuca"*, Keats Publishing, Inc., New Canaan, Connecticut, 1982.

(16) Hernández Mesa, Dr. Mauro, *"Las Plantas Bíblicas y sus Propiedades Medicinales"*, Pág. 19, Ediciones Selección, Bogotá, Colombia, S/F.

(17) Hutchison, Frances, *"Garden Herb "*, Pags. 120, 121, Barnes & Noble Books, Inc., 2003.

(18) Kamen, Betty, *"Germanium: A New Approach to Immunity"*, 7ma. Impresión, Nutrition Encounter, Inc.., Novato, California, 1992.

(19) Kumar Das, Sudhir, *"Medicinal, Economic and Useful Plants of India"*, Pág. 8, Gupta Press, Calcuta, India, S/F.

(20) Lampe, F. Kenneth, Dr., & McCann Mary, *"AMA Handbook of Poisonous and Injurious Plants"*, Pág. 30, American Medical Association, Chicago Review Press, Chicago, Illinois, 1985.

(21) Lennete, Spaulding & Truant, *"Manual of Clinical Microbiology"*, 2da. Edición, American Society for Microbiology, Washington, D.C., 1974.

(22) Liogier, Alain Henri, *"Diccionario Botánico de Nombres Vulgares de la Española"*, Publicación del Jardín Botánico *"Dr Rafael M. Moscoso"*, y la *"Universidad Nacional Pedro Henríquez Ureña"*, Impresora UNPHU, Santo Domingo, República Dominicana, 1974.

(23) Lust, John, *"The Herb Book"*, Pág. 88, Primera Edición, Benedict Lust Publications, New York, N.Y., 1974.

(24) Moldenke, Harold N., , & Moldenke Alma L., *"Plants of the Bible"*, The Ronald Press Co., New York, 1952.

(25) Negrín, Eugenio, *"Sábila: Un Milagro de la Naturaleza"*, Editorial Panapo de Venezuela, C.A., Caracas, Venezuela, 1996.

(26) Núñez Meléndez, Dr. Esteban, *"Plantas Medicinales de Puerto Rico"*, Pág. 92, Editorial de la Universidad de Puerto Rico, Río Piedras, Puerto Rico, 1982.

(27) Ortiz, José Luis, *"Lo Que Usted Deseaba Saber de la Sábila"*, Trabajo en dos Partes , Suplemento del Listín Diario, 26 de julio, Pág. 30 & 2 de agosto, Pág. 25, Santo Domingo, República Dominicana, 1975.

(28) Oviedo, Gonzalo Fernández de, *"Historia Natural y General de las Indias"*, Tomo 2, Pág. 17, Biblioteca de Autores Españoles, Madrid, España, 1959.

(29) Paracelso, Felipe T., *"Las Plantas Mágicas: Botánica Oculta"*, Pág. 127, Colección Orientalista, Vol. XXX, Editorial Kier, S.A., Buenos Aires, Argentina, 1956.

(30) Pompa, Gerónimo, *"Medicamentos Indígenas"*, Pág. 256, 43ava. Edición, Editorial América, S.A., Talleres Gráficos Alonzo, Madrid, España, 1976.

(31) Roig Mesa, Juan Tomás, *"Plantas Aromáticas o Venenosas de Cuba"*, Tomo 2, Págs. 819-820, Editorial Científico-Técnica, La Habana, Cuba, 1988.

(32) Rossmoore, Harold W., *"The Microbes, Our Unseen Friends"*, Wayne State University, Wayne State University Press, Detroit, 1976.

(33) Sehnert, Keith W., M.D., *"The Garden Within: Acidophilus-Candida Connection"*, Health World, Inc., Burlingame, California, 1989.

(34) Scheierson, S. Stanley, M.D., *"Atlas of Diagnostic Microbiology"*, Publication of Abbot Laboratories, North Chicago, Illinois, 1974.

(35) Skousen, Max B., *"Aloe Vera Handbook"*, Aloe Vera Research Institute, Cameron Park, California, 1982.

(36) Skousen, Max B., *"Aloe Vera": Quotations from Medical Journals"*, Aloe Vera Research Institute, Cameron Park, California, 1982.

(37) Skousen, Max B., *"Sábila (Aloe vera): Salud, Belleza y Vitalidad"*, (Traducción), 2da. Edición, Editora y Distribuidora Yug, S.A., México, D.F., 1995.

(38) Tortora, Funque, Case, *"Microbiology"*, 2da. Edición, The Benjamin/Cummings Publishing Company, Inc., Menlo Park, California, 1986.

(39) Trowbridge, John Parks, M.D., & Morton Walker, D.P.M. *"The Yeast Syndrome"*, Bantan Books, New York, N.Y., 1986.

(40) Ullman, Dana, *"The Consumer's Guide to Homeopathy"*, Págs. 257-263, G. P. Putnam's Sons Publishers, New York, N.Y., 1995.

(41) Vander, Dr. Adrian, *"Enciclopedia Médica del Hogar"*, Obra en Tres Tomos, Editorial y Librería Síntex, Barcelona, España, 1965.

(42) Walker, Winifred, *"All the Plants of the Bible"*, Págs. 16-18, Harper & Row Publishers, New York, N.Y., 1943.

(43) Wallis, T. E., *"Manual de Farmacognosia"* , Págs 492-501, Compañía Editorial Continental, S.A., Mexico, D.F., 1966.

(44) Weiner, Dr. Michael, *"The Complete Book of Homeopathy"*, Avery Publishing Group, Garden City Park, New York, 1996.

(45) Wirth, Wolfang, *"Healing With Aloe"*, Wiehelm Ennstaler Publishing House, Steyr, Primera Edición Inglesa, Austria, 1986.

(46) Wunderlich Jr., Ray C., M.D., *"Natural Alternatives to Antibiotics: The Safe Remedies That Work With Your Body to Fight Illness"*, Pág. 23, Published by Keats Publishing, Inc., New Canaan, Connecticut, 1995.

ÍNDICE ALFABÉTICO

Crema para los labios resecos 3
Crudivorismo 60

D

Deficiencia sanguínea 72
Demencia senil 12
Dentadura 48, 55
Depurativo 23, 39, 71
Diabetes 3, 21, 27, 33, 52, 53, 65, 69
Diarrea 15, 16, 69
Difteria 16
Digestión 34, 35, 36, 50, 71
Dióxido de carbono 10
Diverticulitis 36, 37
Dolores articulares 3, 23, 24, 58, 59, 60
Dolores de cabeza 8, 26, 31, 48
Dolores de dientes o de muelas 55
Dolores en la rodilla 23, 24, 58, 59, 60

E

Eccemas 3, 13, 27
Elefantiasis 2, 42
Emenagoga 8, 20
Emplastos 5, 24, 34, 63
Endocarditis micótica 18
Enemas 57
Enfermedad de Hashimoto 59
Enfermedades del corazón 2, 36
Enfermedades de la piel 10, 41
Enfermedades renales 3, 22, 39, 40
Enfermedades respiratorias infantiles
    27, 28, 29, 30
Enfermedades venéreas 39, 40
Enfisema 31
Enjuagues bucales 25, 55
Enteritis (fiebre entérica) 16
Epilepsia 12
Erisipela 16
Escozor de la garganta 25, 26, 27, 64
Estimulantes biogénicos 11, 12, 13, 14,
    63
Estornudos sucesivos 25, 26, 27
Estreñimiento 8, 35, 36, 37, 38, 39, 46,
    47, 48, 50
Expectorante 14, 22, 23, 30, 31, 48, 49, 50

F

Faringitis 18, 71
Fiebre del heno 3, 25, 26, 27, 44, 64
Fiebre reumática 16
Fiebre tifoidea 16, 17
Flema o impurezas 2
Frialdades de la matriz 39

G

genitourinario 39, 40
Germanio orgánico 9, 10, 37, 63
Gingivitis 55
Glucosamina 24
Gluten 24, 27, 30
Golpes internos y externos 32
Gonorrea 39, 69
Gripe 1, 15
Gripe aviar 1, 34

H

Hematomas 65
Hemorroides 35, 36, 37, 46, 47, 48
Heridas 5, 6, 11, 22, 32, 33, 36, 43, 44, 65,
    70, 71, 72
Hernia hiatal (hernia esofágica) 46, 47,
    48
Hígado 18, 33, 35, 38, 39, 48, 52, 56, 58,
    71
Hipersensibilidad alimenticia 2, 23,
    24, 25, 26, 27

I

Impotencia 12, 40
Indigestiones 26, 34, 35
Infecciones de los oídos 30
Infecciones del tracto urinario 18, 19
Infecciones de las piernas 41, 42, 43
Infecciones de la vesícula 15
Infecciones gripales 1
Infecciones respiratorias 48, 49, 50
Infecciones vaginales 39, 40
Inflamación de las amígdalas 25
inmunológico 10
Interferon 10